コロナ対応最前線

仕方ないから
あきらめないへ

大阪府の保健師、保健所職員増やしてキャンペーン

大阪府関係職員労働組合・小松康則　共編

日本機関紙出版センター

はじめに

２０２１年、コロナ禍の中で新年を迎えました。例年であれば、実家で家族や仲間と恒例の餅つきをして、お節料理を作って、家族そろって新年を迎えるのですが、高齢で持病のある親と会うことは避け、自宅で過ごす年末年始でした。

年が明け、深夜1時を過ぎた頃、今年初めてのＬＩＮＥが届きました。画面に表示されたのは「いま帰りです」というある保健師からのメッセージでした。

保健所は年末年始も休むことはありませんでした。そもそも休日対応を前提としている機関ではないため、限られた人数の保健師、職員が交代で出勤しなければなりません。

彼女は大晦日に出勤し、連日増え続ける新型コロナウイルス（以下「コロナ」という）感染者への対応、病床がひっ迫するもとでの入院調整、自宅療養者の健康観察（毎日の症状の聞き取りや急変への対応など）に奔走していました。仕事に追われながら新年を迎え、帰路に着いたのは深夜1時。そして、彼女は元日も午後から出勤し、帰宅したのは日付が変わってからでした。家に帰ってからも自宅療養者の症状悪化等への対応、緊急の入院調整を行うこともありました。

２０２０年1月28日、コロナが指定感染症となり、同30日に国内初の感染者が確認されました。

保健所では、結核や新型インフルエンザなどの感染症対応にコロナ対応業務が加わり、連日回線がパンクするほどの電話相談をはじめ、受診の調整、検体の採取・搬送、陽性となった方の入院や宿泊療養、自宅療養の調整と患者移送、感染拡大を防止するための積極的疫学調査、濃厚接触者や感染が疑われる方への検査、医療機関や福祉施設等における感染症対策の支援（感染経路の調査、汚染区域と清潔区域の区別や感染防護用具の供給など）、濃厚接触者や自宅療養者の健康観察、入院患者・宿泊療養者の病状把握、自宅療養者の症状悪化時の入院調整・移送などの業務に追われることとなりました。

これまでの保健所、保健師削減政策の影響でベテラン・中堅の保健師が少なくなっていると、感染者の増加につれ、感染症チームだけでは対応が困難となり、保健所全般の通常業務を大幅に中止・延期し、全保健所職員でのコロナ対応が始まりました。

しかし、感染者の体調や症状を確認しつつ、わずかな兆候も見逃さない対応が求められるため、保健師でないとできない業務も多くあり、当初より保健師の疲弊が懸念されていました。

こうして、保健所業務はひっ迫していきましたが、当初、厚生労働省や大阪府がとった方針は、外部委託、非常勤雇用、業務縮小というものでした。保健所にも本庁（健康医療部・危機管理室・商工労働部など）にも、多くの外部委託や派遣労働者が投入されましたが、保健所の職員や保健師は1人も増やすことなく、本庁に至っては100人以上の他部局からの応援で対応するという状態が続きました。

私たちは労働組合として、まずは現場の声を聞くことから始めました。文字通り最前線で働く保健師、保健所職員を対象にアンケートに取り組むとともに、保健所で働く組合員とつながりを作り、この事態を打開するために何ができるかを相談し、保健師、保健所職員らのLINEグループを作りました。そこには日々保健所で起きている問題と深刻な労働実態が寄せられました。そして、その多くは深夜23時過ぎに流れてきます。深夜1時、2時のときも少なくありませんでした。それは保健師、保健所職員が仕事を終え、帰宅途中にLINEをしているからです。

1990年代の後半から政府の進める「行政改革」路線のもと、「公務員は少ないほうがいい」という風潮が広がり、いつしか公務員バッシングという言葉もよく聞かれるようになりました。2008年に橋下徹大阪府知事が誕生してからは、その流れがいっそう強くなり、公務員や労働組合が一括りに「既得権益集団」とされ、住民との分断が進められました。「役所はやることが遅い」というイメージもあって「スピード感」が重視・強調されるようになっていきました。現在も吉村洋文知事が多用する「スピード感」ですが、これは裏を返せば、スピード優先で、時間をかけて意見を聞くということを否定することです。まさにトップダウン（選挙で選ばれたトップの決めたことに黙って従う）です。2012年に職員基本条例が、翌年には労使関係条例が制定され、相対評価制度やトップダウンの徹底が制度として定着しました。

こうした中で、「公務員だから仕方ない」「声をあげる（意見を言う）と叩かれる」という雰囲気がしだいに広がっていきました。今回の「保健師、保健所職員増やして」キャンペーンは、まさに「声をあげること」へのチャレンジでした。

当初は、キャンペーンを立ち上げたコアチームメンバーの中にも不安の声がありました。しかし、仲間と力をあわせ声をあげることで、これまで「公務員だから仕方ない」とあきらめていた気持ちが「あきらめなくていいんだ」「声をあげてもいいんだ」という希望へと少しずつ変わっていきました。

もくじ　コロナ対応最前線

「仕方ない」から「あきらめない」へ

大阪府の保健師、保健所職員増やしてキャンペーン

第3章　地域住民の命と健康を守りたい！

大阪府の保健師、保健所職員増やしてキャンペーン　48

第1章

保健所のシゴト、保健師のシゴト

社会を看護する

コロナ感染症の拡大によって「保健所」「保健師」の存在がクローズアップされるようになりましたが、普段どんな仕事をしているのか知らない人、食中毒が発生したときに連絡するところ、赤ちゃんの健診をするところ……そんなイメージを抱く方も多いのではないでしょうか。

現代社会は、少子高齢化、国際化、情報化が進み、人びとが抱える健康問題も多様で複雑に変化しています。生活習慣病、児童虐待、高齢者や障がい者の孤立、自殺対策を含むあらゆる年代のメンタルヘルス、新型コロナやインフルエンザ等の新興感染症、自然災害、健康格差など、あらゆる問題があります。

これらの問題を解決するため、当事者である個人や家族を支援すると同時に、問題の原因や広がり、深刻さを見極めながら、地域社会全体に働きかけて支援するのが保健所の仕事です。そのための知識や技術を有する公衆衛生（地域保健）の専門家が保健師であり、他にも医師、栄養士、診療放射線技師、臨床検査技師、獣医師、薬剤師、ケースワーカー、食品衛生監視員など専門職の職員が配置されています。

保健師の仕事は、人びとが抱える健康問題の背景にある社会の問題を察知し、原因を探索して根本的な解決を図っていく、いわば「社会を看護する仕事」です。病院が「迎え入れる医療」であるとすれば、保健所は「向かっていく医療」といえます。地域で生活する乳幼児から高齢者、健康な人から病気や障がいを抱える人など、あらゆる人びとと地域全体の健康のため、対象や地域に応じた方法で展開されます。具体的には対象となる個人や家族への家庭訪問や健康相談、集団への健診・検診や健康教育等があげられますが、これらの活動は保健師自身が地域に出向き、地域に根ざして展開される活動です。保健師はそのような活動を通して豊かなソーシャルキャピタル（住民や組織同士がつながり、地域に根ざした信頼やネットワークなどの社会関係）の醸成を図ることにも役割を担っています。

（参考：一般社団法人全国保健師教育機関協議会ホームページ）

保健所はどのように誕生したか

明治維新政府は、明治４（１８７１）年に岩倉具視ら１００人を欧米に派遣し、ヨーロッパの衛生医学を日本に導入しました。第一大学区医学校・東京医学校（現在の東京大学医学部）で学び、その後、軍医としてドイツに留学した森鴎外は「人びとの健康を向上させるには、公衆衛生の考え方を日本の近代化のさまざまな面に取り入れなければならない」と考え、帰国後は公衆衛生の教育を積極的に進め、下水道整備の重要性を説き、特に貧しい階層の人びとの健康を改善することにより社会全体の健康向上をめざしました。

しかしその後、日本は侵略戦争への道へと突き進むことになり、富国強兵策の一環として昭和12（１９３７）年に保健所が設置されました。戦後、ＧＨＱ（連合国最高司令官総司令部）の指導によって保健所機能の充実が図られ、戦後の寄生虫・伝染病対策、母子保健政策が充実していきました。とりわけ、亡国病とも呼ばれた結核対策は保健所業務の中心課題となり、抗結核薬の出現によって昭和30～40年代にはめざましい治療効果をあげ、予防法も確立しました。昭和36（１９６１）年に国民皆保険制度によって医療を受ける権利が保障されたこともあり「人生わずか50年」と言われた時代も終わりを告げました。

昭和40年代に入り、ライシャワー事件※を契機に、精神衛生の充実が図られ、母子対策も健全育成から障がい児の早期発見へと移行し、昭和50年代には難病、高齢者問題に取り組むことになりました。

一方で朝鮮戦争以降、日本の再軍備計画が進むにつれて、保健所行政の予算削減、保

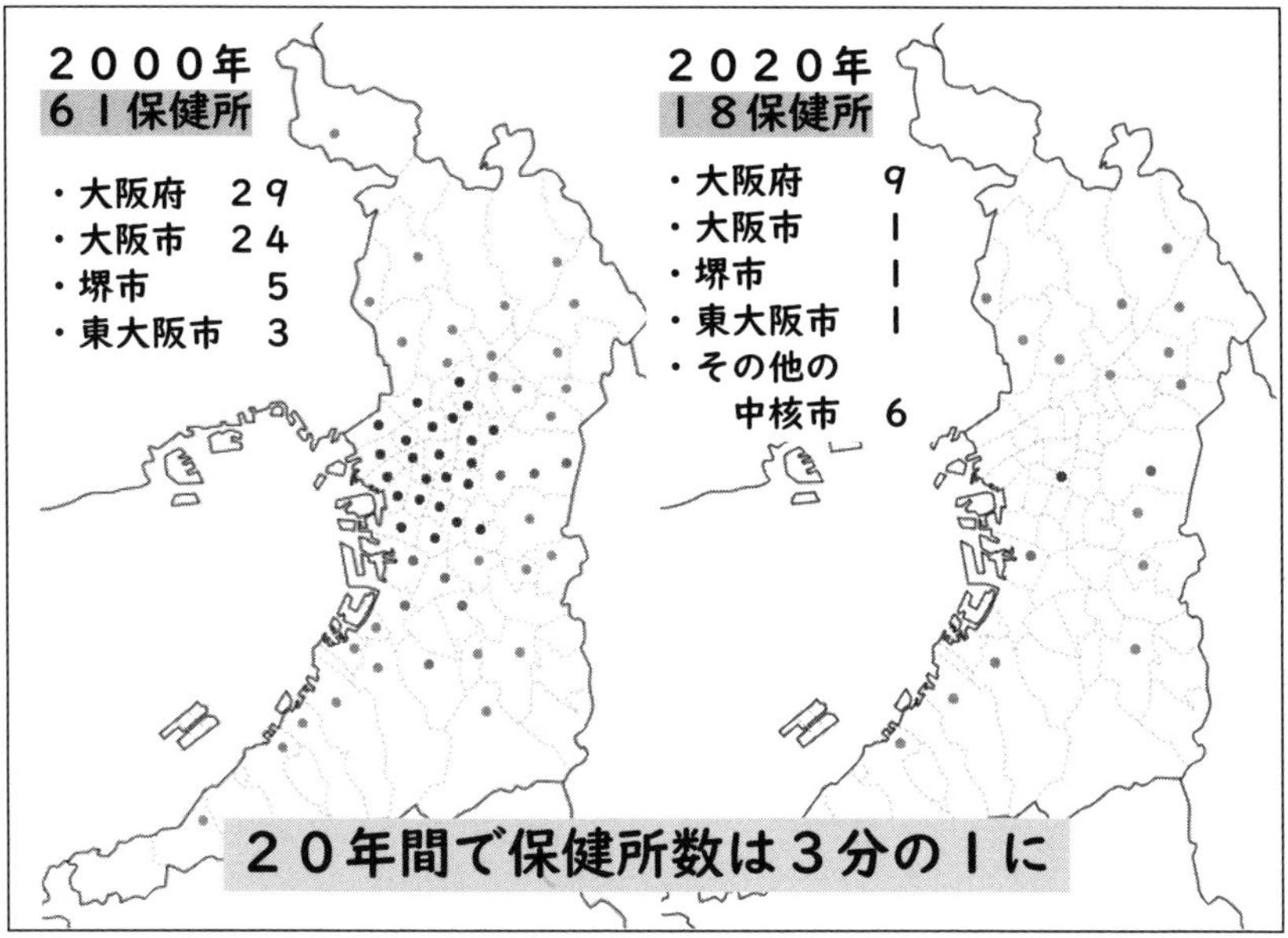
２０００年
６１保健所
・大阪府　２９
・大阪市　２４
・堺市　５
・東大阪市　３
２０２０年
１８保健所
・大阪府　９
・大阪市　１
・堺市　１
・東大阪市　１
・その他の中核市　６
２０年間で保健所数は３分の１に

健所再編計画が進められ、オイルショック以降の地方財政危機による「行政改革」路線の中で、保健所行政が後退させられていくことになりました。平成6（1994）年には保健所法が廃止、地域保健法が改悪され、母子保健機能は市町村へ移管されました。昭和60年頃から保健所が構築した在宅ケアシステムも平成12（2000）年の介護保険導入に組み込まれました。それ以降、訪問看護などは民間サービスとなり、市町村への業務移管が急速に進み、全国的に保健所が半減させられることとなりました。

大阪府の保健所は減らされた

大阪府が設置する保健所は22保健所7支所ありましたが、2000年には7保健所が支所へと格下げされ、15保健所14支所に再編、4年後の2004年には14支所が廃止されました。大阪市、堺市、東大阪市においても保健所の削減が進められ、2000年当時、大阪府内に61あった保健所は現在は18にまで減らされています。

大阪府の保健所行政の変遷（1994年以降）

横山府政	1994年	●地域保健法改正、保健所法廃止
	1995年	●1／17　阪神淡路大震災 ●22保健所7支所 （政令市であった大阪市には24保健所、中核市であった堺市には5保健所、東大阪市には3保健所があった） ●7／24　支所を全廃し、22保健所7支所を15保健所に再編する案が出される（大阪府衛生対策審議会） ●9／28　保健所を守る会結成 ●母子保健法改正により母子保健関係予算削減（市町村への事業移行） ●保健所所長の医師資格要件廃止
	1996年	●公用車8台削減

年	府政	出来事
１９９７年		●地域保健法全面施行
１９９９年		●健康づくり拠点として「健康科学センター」オープン（２００１年に管理を財団に委託、２０１２年廃止） ●感染症法施行 ●乳児健診に対する国からの補助が半減
２０００年	太田府政	●総務課と保健福祉推進室を統合し、企画調整課に ●保健予防課を地域保健課に改変 ●22保健所7支所のうち7保健所（門真、大東、松原、狭山、泉大津、貝塚、尾崎）を支所に「格下げ」、15保健所14支所に（支所への「格下げ」をごまかすように「保健所」という名称を「府民健康プラザ」へと変更） ●職員40人削減 ●「身近なサービスは市町村、都道府県は専門的・広域的業務」という国の方針に従い、保健師の業務が地区分担制から業務分担制へ

「保健師の産育休等の代替職員は保健師資格のある正規職員で」という要求に応えて保健師の臨時的任用職員を導入

専門業務に追われ他業務への理解が乏しくなる、一体感やチームワークが損なわれる、多問題を抱える家庭に対する責任の所在が曖昧になる等の問題点を指摘。また、災害時等は各疾病・傷害のエキスパートではなく、地域の実情に精通し、地域のネットワークと日常的に連携していないと活動はできないとの指摘も。

2001年	●各保健所の栄養士を4ヵ所に集中化、14人削減
2002年	●精神の居宅支援事業が市町村に移管
2003年	●健康増進法施行 ●高槻市の中核市移行により保健所業務も移管（高槻保健所廃止） ●胸部X線検診車「はと号」3台削減（削減後12台） 「はと号」は受診率の低い小規模事業所の定期健康診断や結核患者への集団検診などの役割を担っていた。
2004年	●保健所14支所（門真、大東、松原、狭山、泉大津、貝塚、尾崎、能勢、箕面、千里、摂津、柏原、河内長野、高石）を廃止し「府民健康プラザ」の名称を「保健所」に戻す ●職員50人（行政職26人、保健師11人、放射線技師13人）削減 ●「はと号」3台削減（削減後9台）
2005年	●精神保健福祉士8人削減 ●結核審査協議会の再編（各保健所での実施を4ヵ所での実施に） ●保健師の業務分担制を専門チーム制（母子、難病、感染症、精神保健）に
2006年	●「はと号」1台体制に（藤井寺保健所に配置） ●夜間緊急連絡体制（コールセンター：民間委託）を設置

府政	年	出来事
橋下府政	２００８年	●「はと号」全廃 ●一般クリニック（定期健康診断）、循環器クリニック（成人病予防検診等）を廃止
	２０１０年	●企画調整課と衛生課の課長補佐を削減 ●検査技師３人削減
	２０１１年	●３／11 東日本大震災
松井府政	２０１２年	●豊中市の中核市移行により保健所業務も移管（豊中保健所廃止）
	２０１３年	●犬引取り業務が犬管理指導所に移管
	２０１４年	●枚方市の中核市移行により保健所業務も移管（枚方保健所廃止） ●四条畷保健所の生活衛生室を茨木保健所に統合
	２０１５年	●法改正により指定難病数が56疾患から約３００疾患に
	２０１７年	●各保健所の有人警備が機械警備に ●コールセンターの利用拡大
	２０１８年	●八尾市の中核市移行により保健所業務も移管（八尾保健所廃止）
	２０１９年	●寝屋川市の中核市移行により保健所業務も移管（寝屋川保健所廃止）
吉村府政	２０２０年	●吹田市の中核市移行により保健所業務も移管（吹田保健所廃止）

※ライシャワー事件

昭和39年（1964）3月24日、アメリカ大使館門前でライシャワー大使が、統合失調症患者にナイフで右大腿を刺され重傷を負った事件。すぐ近くの虎の門病院で外科治療を受けましたが、このとき輸血で用いられた血液は売血であったため、これによりウイルス性肝炎に罹り、肝硬変になってしまいました。その後、輸血用血液は献血により調達されることになりました。この「ライシャワー事件」がきっかけとなって、精神衛生法改正や輸血用血液の売血廃止など、日本の医療制度に大きな影響を与えることとなりました。

参考：「大阪府の保健師活動のあゆみ」（大阪府保健所の保健師活動を語り継ぐ会）

マンガで見る保健所のシゴト

今回のキャンペーンを通じて、コロナ対策だけでなく、普段から保健所がどんな役割を担い、どんな仕事をしているのか、より多くの方に知ってもらいたいという思いで、保健師、保健所職員が協力し合って四コマ漫画を作成しました。

保健師のシゴト コロナ編(疫学調査)

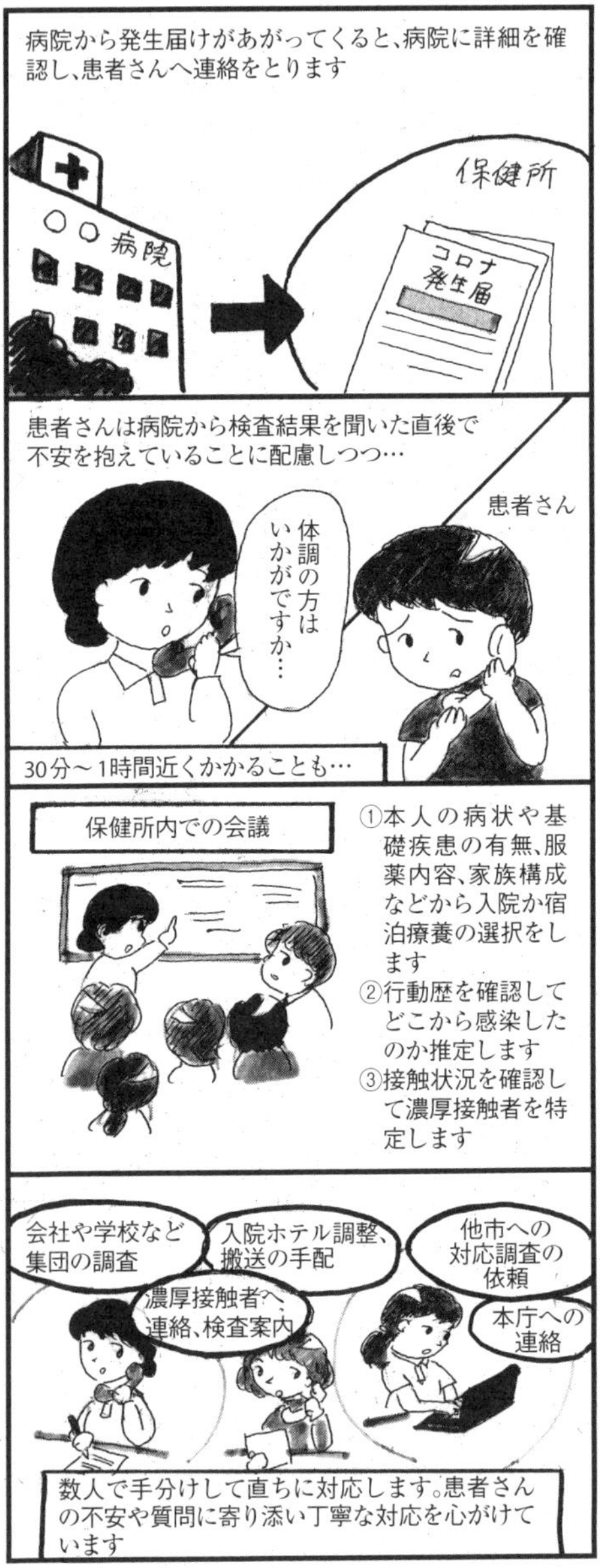
病院から発生届けがあがってくると、病院に詳細を確認し、患者さんへ連絡をとります
病院
保健所
コロナ
発生届
患者さんは病院から検査結果を聞いた直後で不安を抱えていることに配慮しつつ…
患者さん
体調の方はいかがですか…
30分～1時間近くかかることも…
保健所内での会議
①本人の病状や基礎疾患の有無、服薬内容、家族構成などから入院か宿泊療養の選択をします
②行動歴を確認してどこから感染したのか推定します
③接触状況を確認して濃厚接触者を特定します
会社や学校など集団の調査
入院ホテル調整、搬送の手配
他市への対応調査の依頼
濃厚接触者へ連絡、検査案内
本庁への連絡
数人で手分けして直ちに対応します。患者さんの不安や質問に寄り添い丁寧な対応を心がけています

※漫画の表現上、マスクをしていませんが、実際にはマスクを着用して業務をしています。

保健師のシゴト コロナ編(クラスター対応)

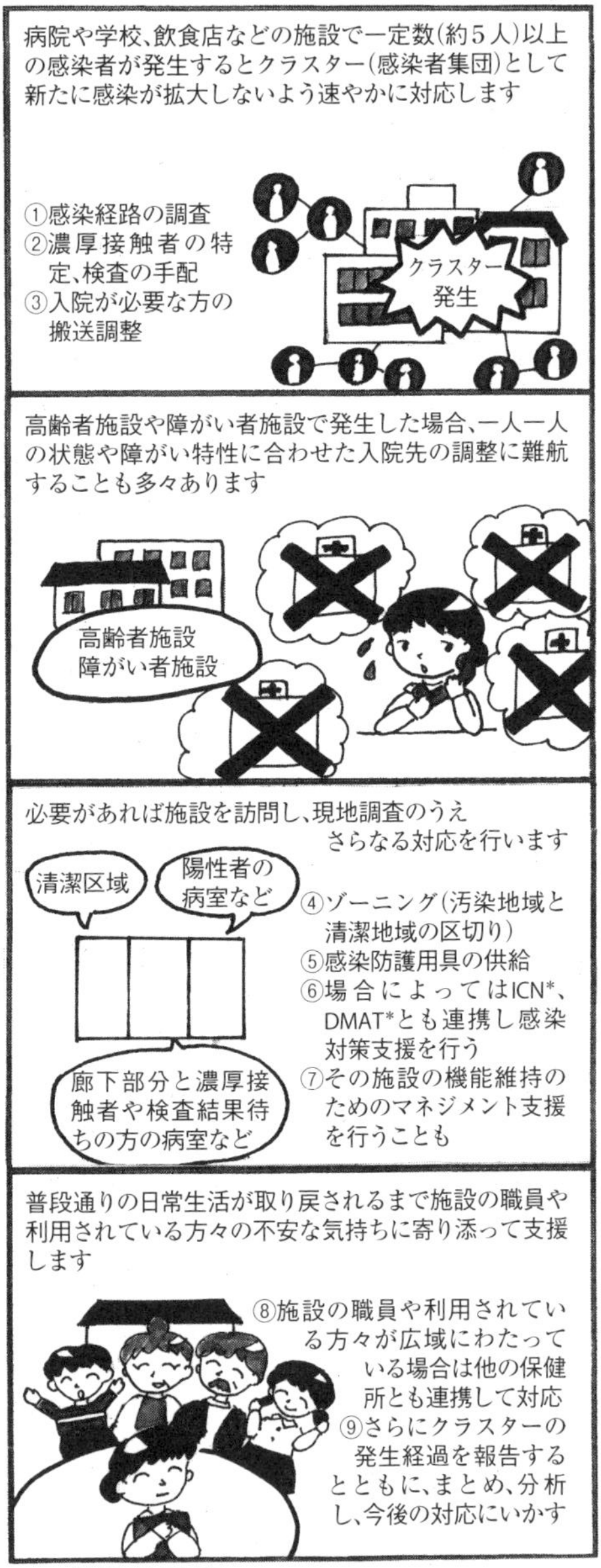
病院や学校、飲食店などの施設で一定数(約５人)以上の感染者が発生するとクラスター(感染者集団)として新たに感染が拡大しないよう速やかに対応します
①感染経路の調査
②濃厚接触者の特定、検査の手配
③入院が必要な方の搬送調整
クラスター発生
高齢者施設や障がい者施設で発生した場合、一人一人の状態や障がい特性に合わせた入院先の調整に難航することも多々あります
高齢者施設
障がい者施設
必要があれば施設を訪問し、現地調査のうえさらなる対応を行います
清潔区域
陽性者の病室など
廊下部分と濃厚接触者や検査結果待ちの方の病室など
④ゾーニング(汚染地域と清潔地域の区切り)
⑤感染防護用具の供給
⑥場合によってはICN*、DMAT*とも連携し感染対策支援を行う
⑦その施設の機能維持のためのマネジメント支援を行うことも
普段通りの日常生活が取り戻されるまで施設の職員や利用されている方々の不安な気持ちに寄り添って支援します
⑧施設の職員や利用されている方々が広域にわたっている場合は他の保健所とも連携して対応
⑨さらにクラスターの発生経過を報告するとともに、まとめ、分析し、今後の対応にいかす

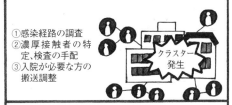

＊INC＝感染管理認定看護師
＊DMAT＝災害派遣医療チーム

保健師のシゴト 感染症編（O157）

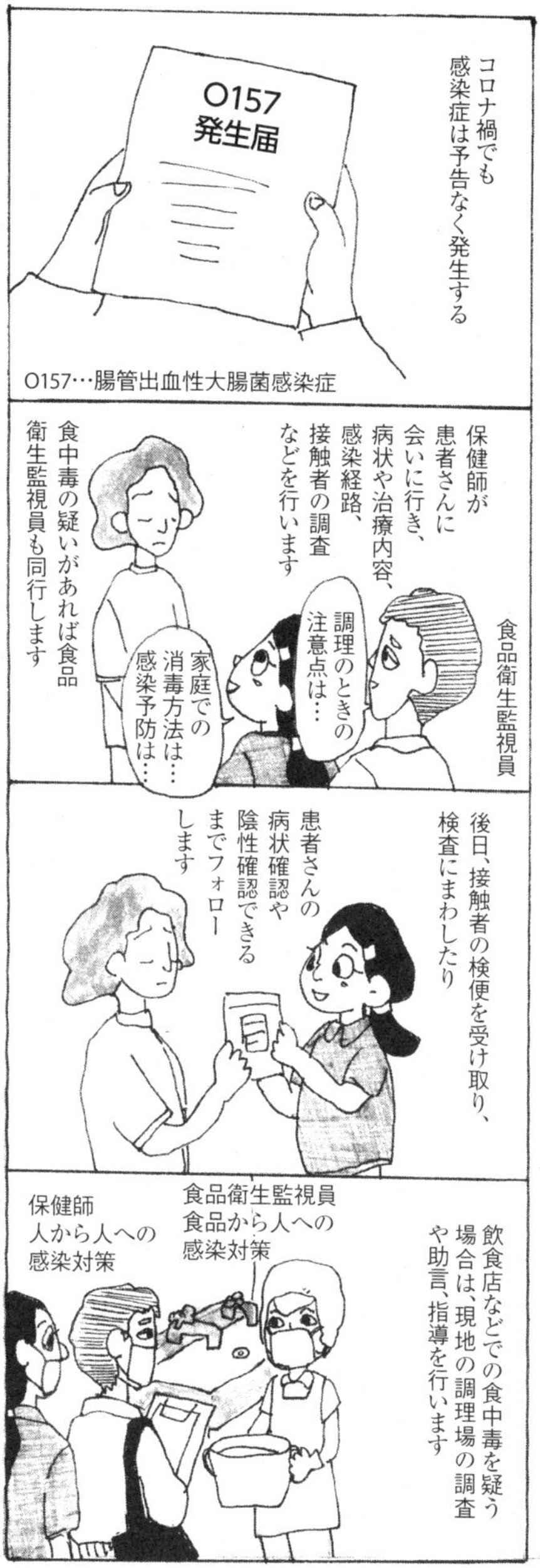
コロナ禍でも
感染症は予告なく発生する
O157
発生届
O157…腸管出血性大腸菌感染症
保健師が
患者さんに
会いに行き、
病状や治療内容、
感染経路、
接触者の調査
などを行います
食品衛生監視員
調理のときの
注意点は…
家庭での
消毒方法は…
感染予防は…
食中毒の疑いがあれば食品
衛生監視員も同行します
後日、接触者の検便を受け取り、
検査にまわしたり
患者さんの
病状確認や
陰性確認できる
までフォロー
します
保健師
人から人への
感染対策
食品衛生監視員
食品から人への
感染対策
飲食店などでの食中毒を疑う
場合は、現地の調理場の調査
や助言、指導を行います

保健師のシゴト コロナ編（患者搬送）

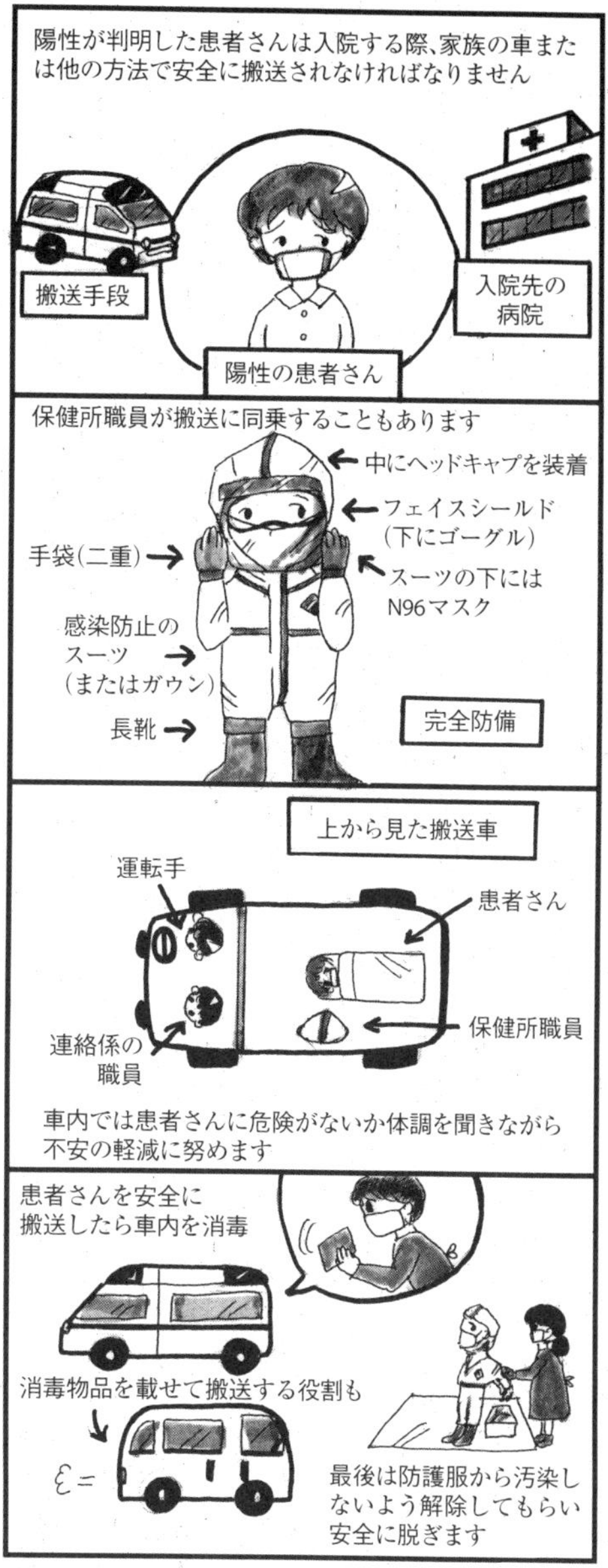
陽性が判明した患者さんは入院する際、家族の車または他の方法で安全に搬送されなければなりません
搬送手段
陽性の患者さん
入院先の
病院
保健所職員が搬送に同乗することもあります
中にヘッドキャップを装着
フェイスシールド
（下にゴーグル）
手袋（二重）
スーツの下には
N96マスク
感染防止の
スーツ
（またはガウン）
長靴
完全防備
上から見た搬送車
運転手
患者さん
保健所職員
連絡係の
職員
車内では患者さんに危険がないか体調を聞きながら
不安の軽減に努めます
患者さんを安全に
搬送したら車内を消毒
消毒物品を載せて搬送する役割も
最後は防護服から汚染し
ないよう解除してもらい
安全に脱ぎます

保健所のシゴト
感染症編（結核①）

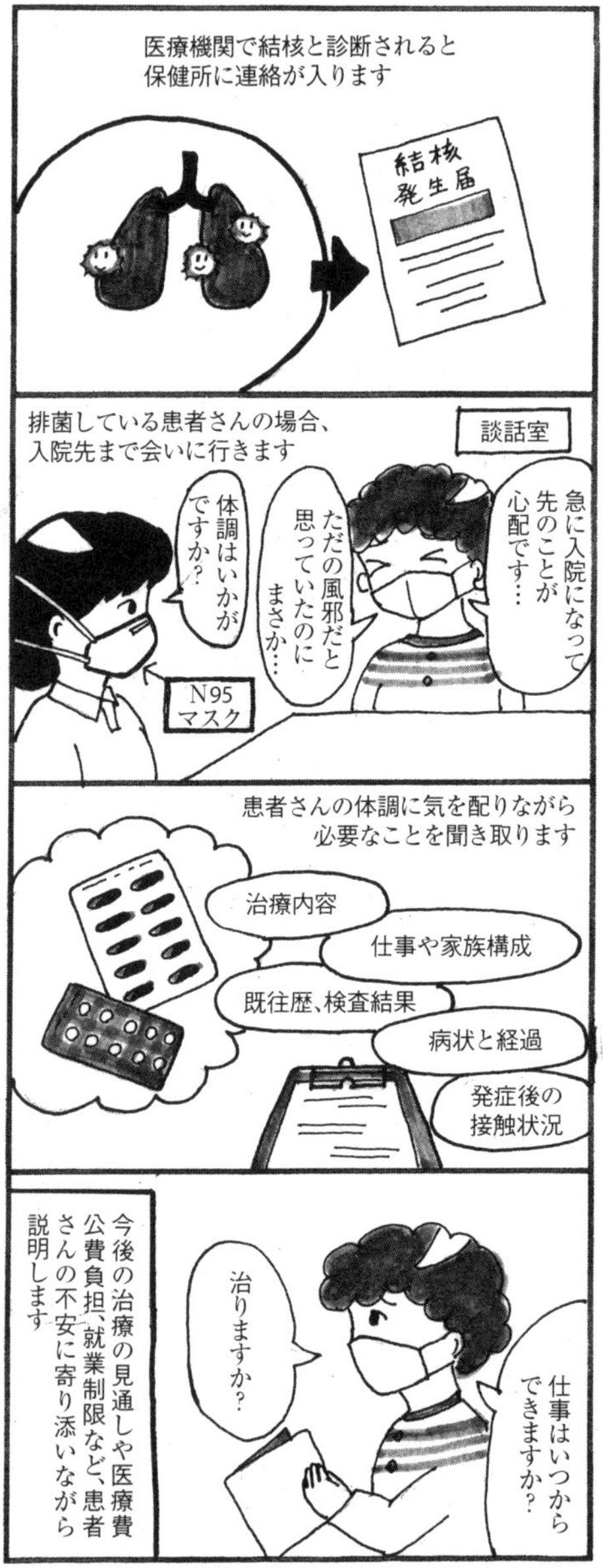

医療機関で結核と診断されると
保健所に連絡が入ります
結核
発生届
排菌している患者さんの場合、
入院先まで会いに行きます
談話室
体調はいかがですか？
ただの風邪だと思っていたのにまさか…
急に入院になって先のことが心配です…
N95
マスク
患者さんの体調に気を配りながら
必要なことを聞き取ります
治療内容
仕事や家族構成
既往歴、検査結果
病状と経過
発症後の
接触状況
今後の治療の見通しや医療費公費負担、就業制限など、患者さんの不安に寄り添いながら説明します
治りますか？
仕事はいつからできますか？

保健師のシゴト
感染症編（ＨＩＶ）

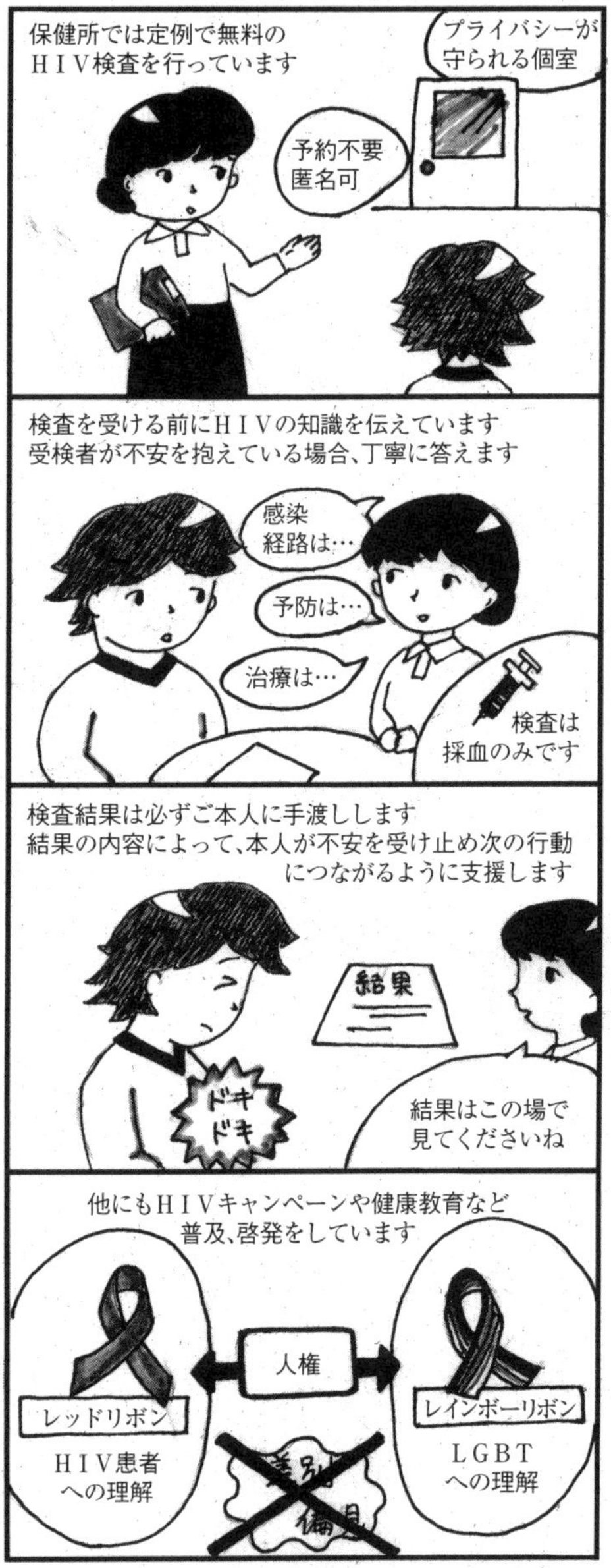

保健所では定例で無料の
ＨＩＶ検査を行っています
プライバシーが
守られる個室
予約不要
匿名可
検査を受ける前にＨＩＶの知識を伝えています
受検者が不安を抱えている場合、丁寧に答えます
感染
経路は…
予防は…
治療は…
検査は
採血のみです
検査結果は必ずご本人に手渡しします
結果の内容によって、本人が不安を受け止め次の行動
につながるように支援します
結果
ドキ
ドキ
結果はこの場で
見てくださいね
他にもＨＩＶキャンペーンや健康教育など
普及、啓発をしています
人権
レッドリボン
ＨＩＶ患者
への理解
レインボーリボン
ＬＧＢＴ
への理解

保健所のシゴト
難病編①

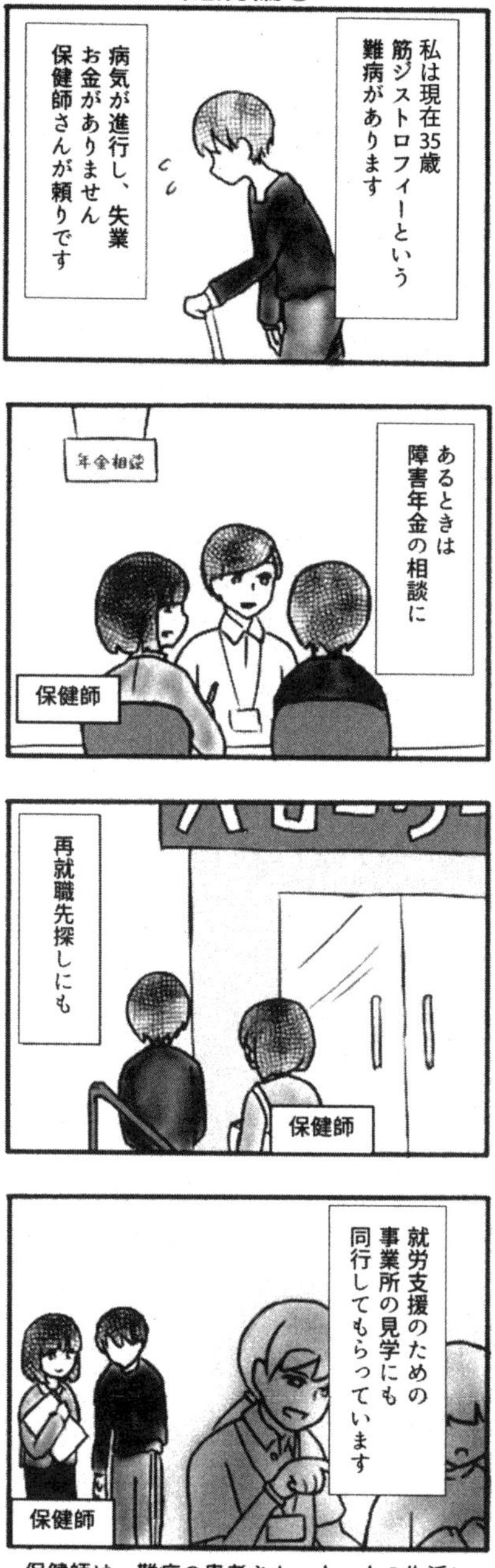
私は現在35歳
筋ジストロフィーという
難病があります
病気が進行し、失業
お金がありません
保健師さんが頼りです
年金相談
あるときは
障害年金の相談に
保健師
再就職先探しにも
保健師
就労支援のための
事業所の見学にも
同行してもらっています
保健師

保健師は、難病の患者さん一人一人の生活に寄り添い、必要な支援を継続的に行います。

保健師のシゴト
感染症編（結核②）

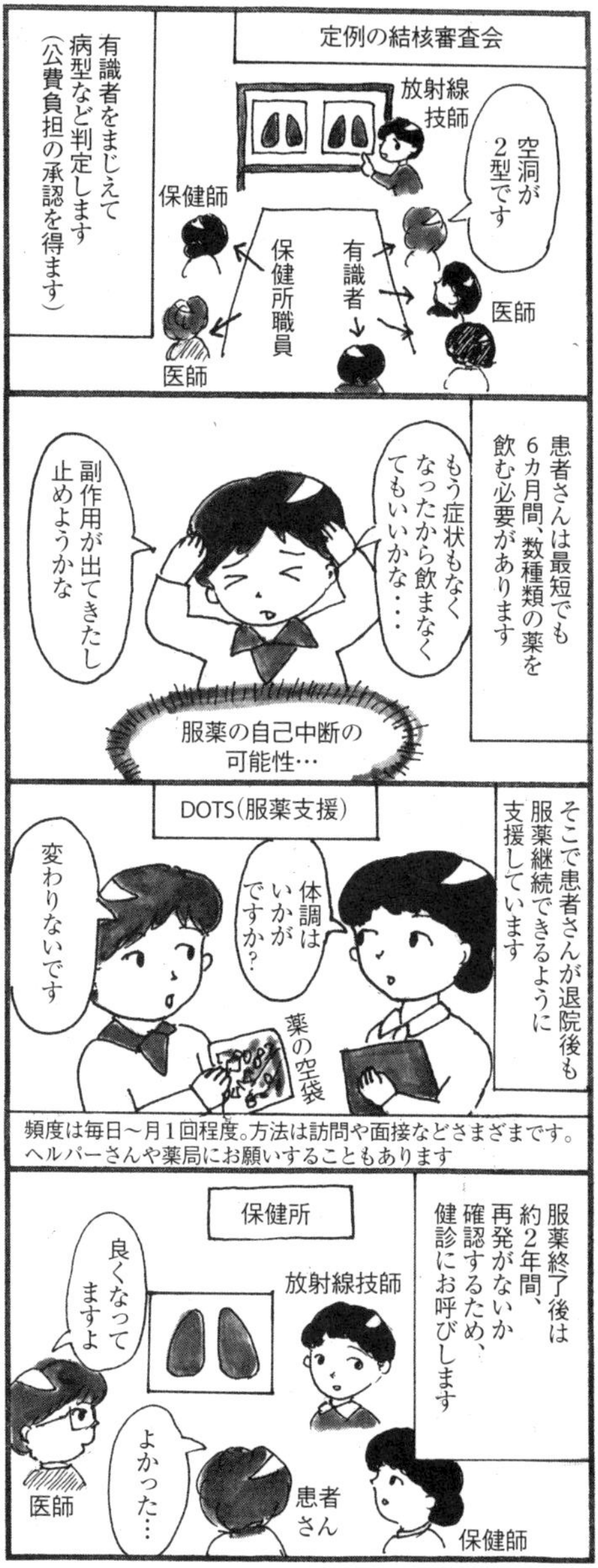
定例の結核審査会
有識者をまじえて
病型など判定します
（公費負担の承認を得ます）
放射線技師
空洞が2型です
保健師
有識者
保健所職員
医師
医師
患者さんは最短でも
6カ月間、数種類の薬を
飲む必要があります
もう症状もなくなったから飲まなくてもいいかな・・・
副作用が出てきたし止めようかな
服薬の自己中断の可能性…
DOTS（服薬支援）
そこで患者さんが退院後も
服薬継続できるように
支援しています
体調はいかがですか？
変わりないです
薬の空袋
頻度は毎日～月１回程度。方法は訪問や面接などさまざまです。
ヘルパーさんや薬局にお願いすることもあります
保健所
服薬終了後は
約２年間、再発がないか
確認するため、
健診にお呼びします
放射線技師
良くなってますよ
よかった…
医師
患者さん
保健師

保健所のシゴト
難病編②

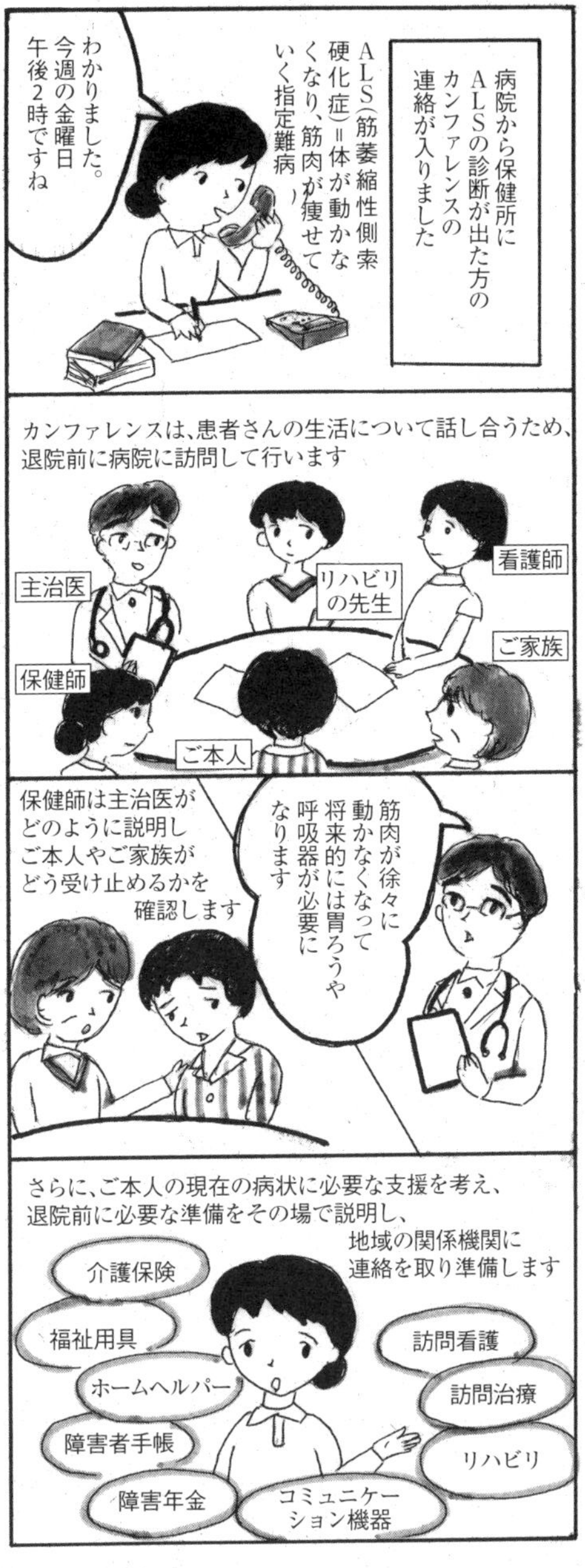

病院から保健所にALSの診断が出た方のカンファレンスの連絡が入りました
ALS（筋萎縮性側索硬化症）＝体が動かなくなり、筋肉が痩せていく指定難病
わかりました。今週の金曜日午後2時ですね
カンファレンスは、患者さんの生活について話し合うため、退院前に病院に訪問して行います
主治医
リハビリの先生
看護師
ご家族
保健師
ご本人
筋肉が徐々に動かなくなって将来的には胃ろうや呼吸器が必要になります
保健師は主治医がどのように説明しご本人やご家族がどう受け止めるかを確認します
さらに、ご本人の現在の病状に必要な支援を考え、退院前に必要な準備をその場で説明し、
地域の関係機関に連絡を取り準備します
介護保険
福祉用具
ホームヘルパー
障害者手帳
障害年金
コミュニケーション機器
訪問看護
訪問治療
リハビリ

保健所のシゴト
難病編③

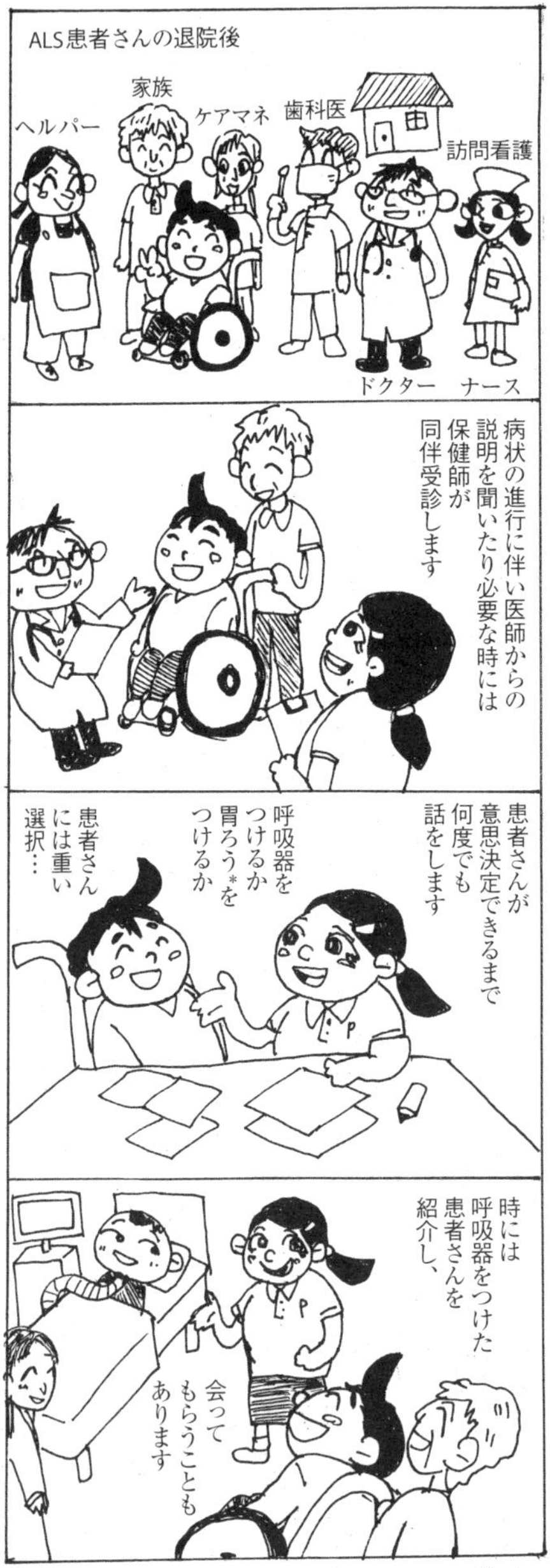

ALS患者さんの退院後
家族
ヘルパー
ケアマネ
歯科医
訪問看護
ドクター
ナース
病状の進行に伴い医師からの説明を聞いたり必要な時には保健師が同伴受診します
患者さんが意思決定できるまで何度でも話をします
呼吸器をつけるか胃ろう*をつけるか
患者さんには重い選択…
時には呼吸器をつけた患者さんを紹介し、
会ってもらうこともあります

＊胃ろう＝身体機能の低下などにより口から食事をすることが困難になった人が、胃から直接栄養を摂取するための医療措置。

保健所のシゴト
精神保健編（自殺未遂者相談支援事業）

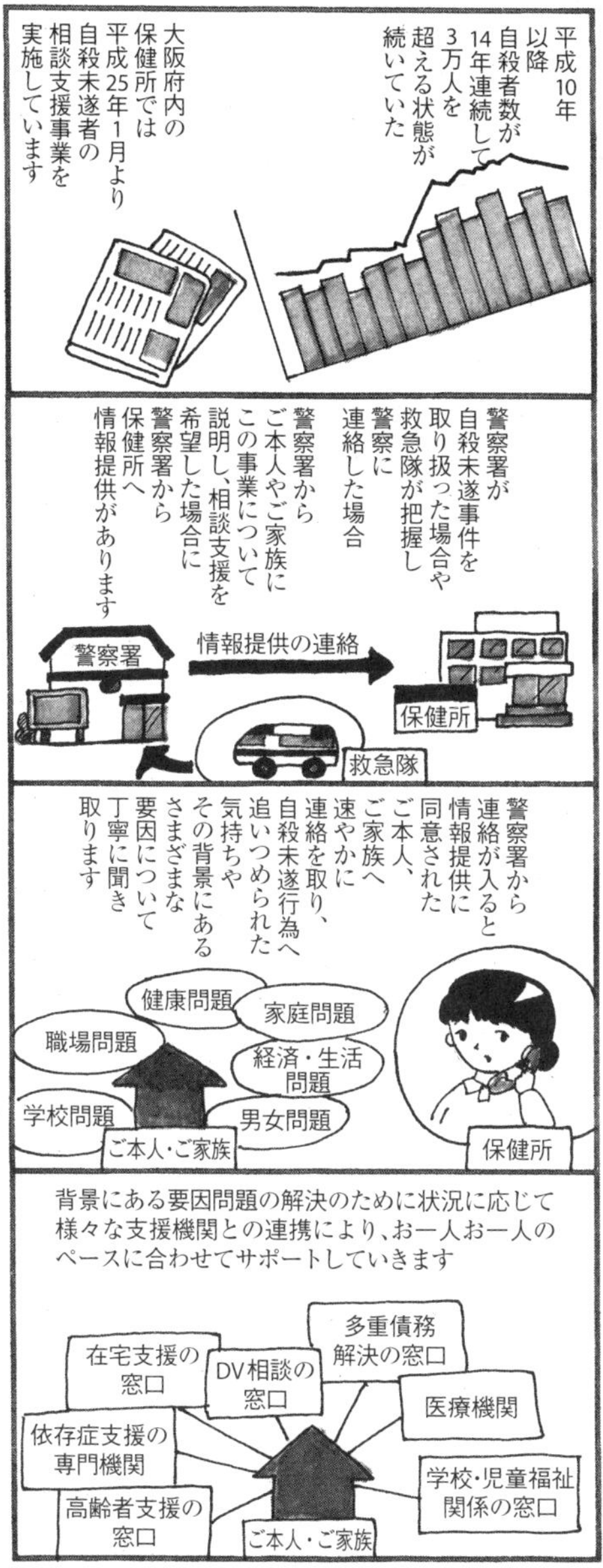
平成10年以降自殺者数が14年連続して3万人を超える状態が続いていた
大阪府内の保健所では平成25年1月より自殺未遂者の相談支援事業を実施しています
警察署が自殺未遂事件を取り扱った場合や救急隊が把握し警察に連絡した場合
警察署からご本人やご家族にこの事業について説明し、相談支援を希望した場合に警察署から保健所へ情報提供があります
警察署
情報提供の連絡
保健所
救急隊
警察署から連絡が入ると情報提供に同意されたご本人、ご家族へ速やかに連絡を取り、自殺未遂行為へ追いつめられた気持ちやその背景にあるさまざまな要因について丁寧に聞き取ります
健康問題
家庭問題
職場問題
経済・生活問題
学校問題
男女問題
ご本人・ご家族
保健所
背景にある要因問題の解決のために状況に応じて様々な支援機関との連携により、お一人お一人のペースに合わせてサポートしていきます
在宅支援の窓口
DV相談の窓口
多重債務解決の窓口
医療機関
依存症支援の専門機関
学校・児童福祉関係の窓口
高齢者支援の窓口
ご本人・ご家族

保健所のシゴト
精神保健編（アルコール関連問題支援）

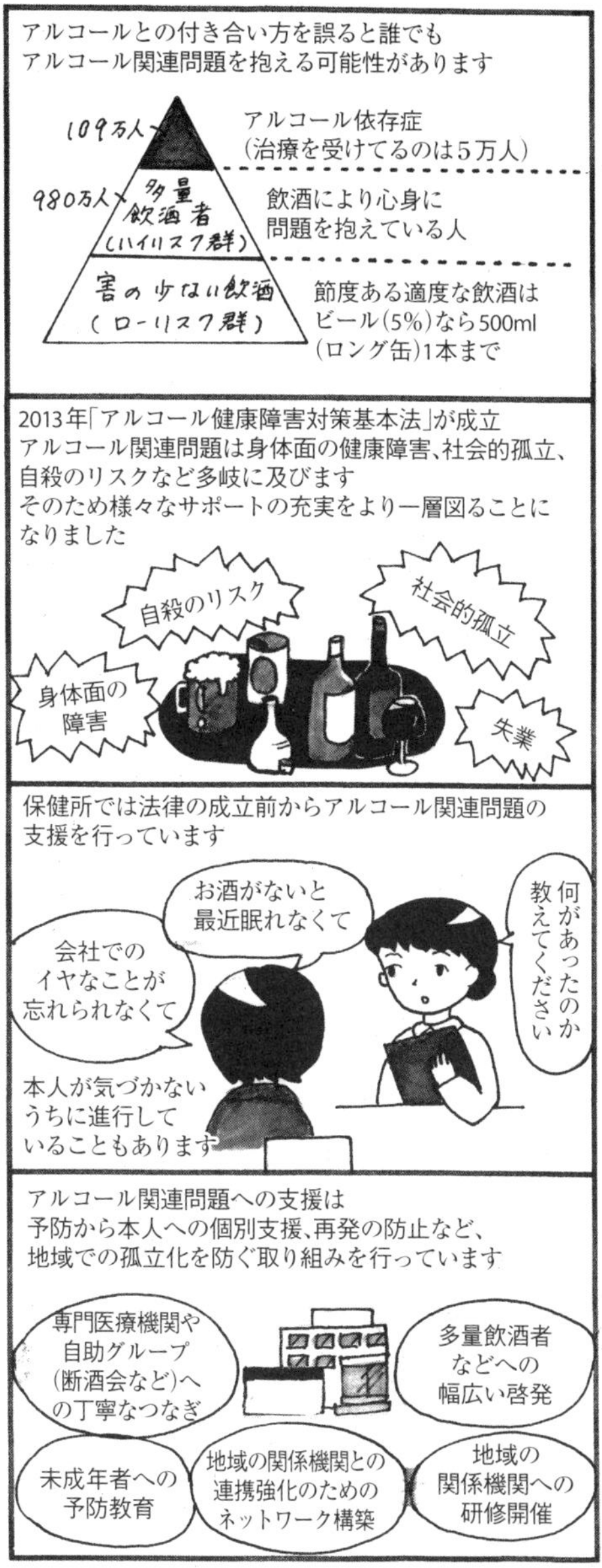
アルコールとの付き合い方を誤ると誰でもアルコール関連問題を抱える可能性があります
109万人
アルコール依存症（治療を受けてるのは5万人）
980万人
多量飲酒者（ハイリスク群）
飲酒により心身に問題を抱えている人
害の少ない飲酒（ローリスク群）
節度ある適度な飲酒はビール(5%)なら500ml（ロング缶）1本まで
2013年「アルコール健康障害対策基本法」が成立
アルコール関連問題は身体面の健康障害、社会的孤立、自殺のリスクなど多岐に及びます
そのため様々なサポートの充実をより一層図ることになりました
自殺のリスク
社会的孤立
身体面の障害
失業
保健所では法律の成立前からアルコール関連問題の支援を行っています
お酒がないと最近眠れなくて
何があったのか教えてください
会社でのイヤなことが忘れられなくて
本人が気づかないうちに進行していることもあります
アルコール関連問題への支援は予防から本人への個別支援、再発の防止など、地域での孤立化を防ぐ取り組みを行っています
専門医療機関や自助グループ（断酒会など）への丁寧なつなぎ
多量飲酒者などへの幅広い啓発
未成年者への予防教育
地域の関係機関との連携強化のためのネットワーク構築
地域の関係機関への研修開催

保健所のシゴト 母子保健編①

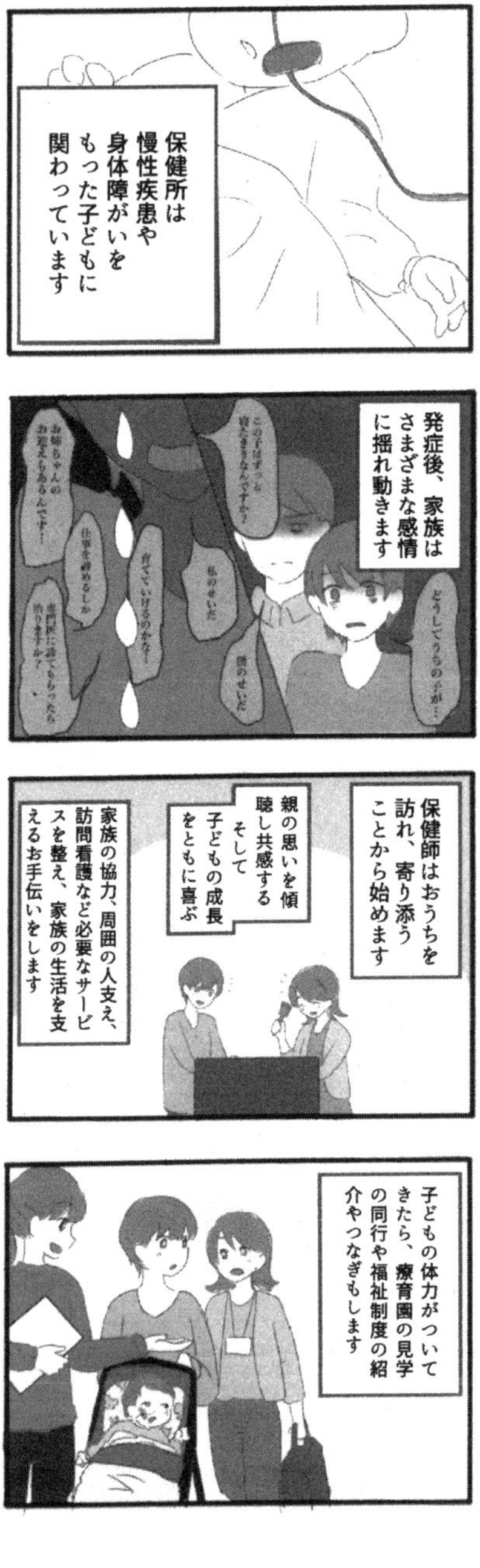

保健所は慢性疾患や身体障がいをもった子どもに関わっています
発症後、家族はさまざまな感情に揺れ動きます
どうしてうちの子が…
僕のせいだ
私のせいだ
育てていけるのかな…
お姉ちゃんのお迎えもあるんです…
保健師はおうちを訪れ、寄り添うことから始めます
親の思いを傾聴し共感する そして子どもの成長をともに喜ぶ
家族の協力、周囲の人支え、訪問看護など必要なサービスを整え、家族の生活を支えるお手伝いをします
子どもの体力がついてきたら、療育園の見学の同行や福祉制度の紹介やつなぎもします

保健所のシゴト 精神保健編（統合失調症の支援）

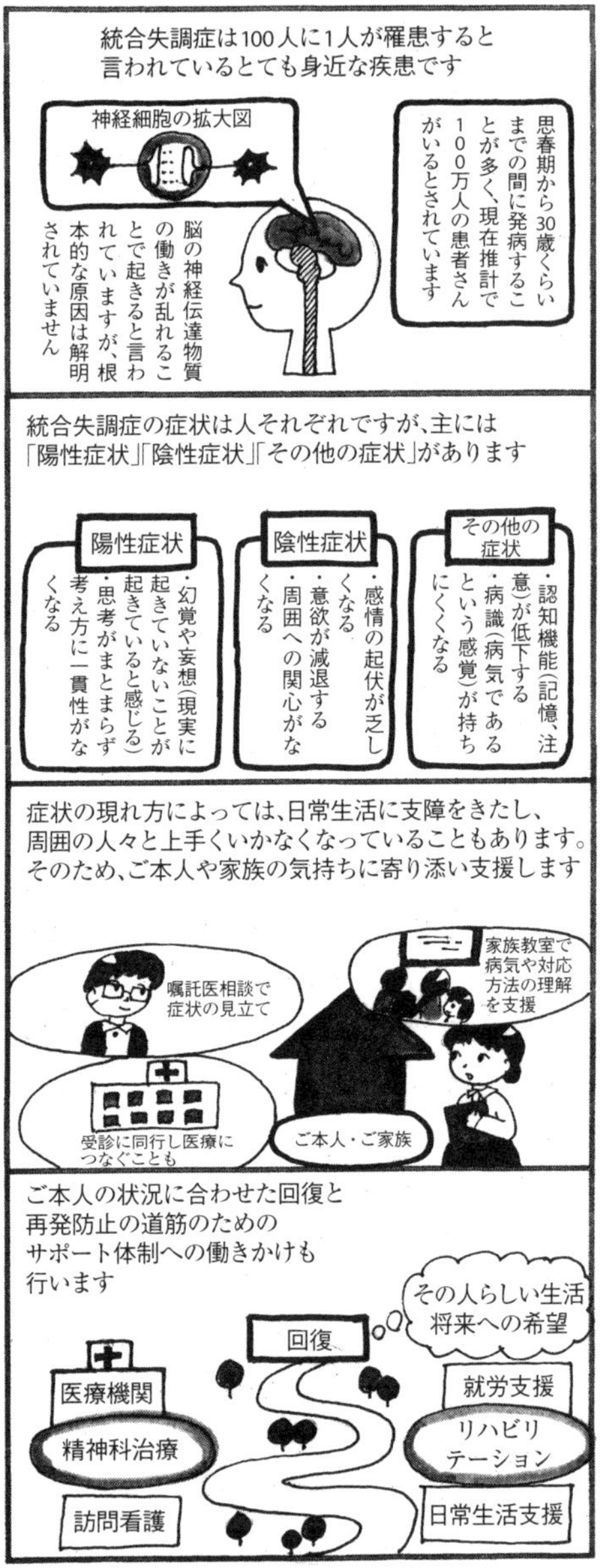

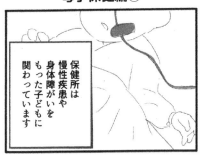

統合失調症は100人に1人が罹患すると
言われているとても身近な疾患です
神経細胞の拡大図
脳の神経伝達物質の働きが乱れることで起きると言われていますが、根本的な原因は解明されていません
思春期から30歳くらいまでの間に発病することが多く、現在推計で100万人の患者さんがいるとされています
統合失調症の症状は人それぞれですが、主には
「陽性症状」「陰性症状」「その他の症状」があります
陽性症状
・幻覚や妄想（現実に起きていないことが起きていると感じる）
・思考がまとまらず考え方に一貫性がなくなる
陰性症状
・感情の起伏が乏しくなる
・意欲が減退する
・周囲への関心がなくなる
その他の症状
・認知機能（記憶、注意）が低下する
・病識（病気であるという感覚）が持ちにくくなる
症状の現れ方によっては、日常生活に支障をきたし、
周囲の人々と上手くいかなくなっていることもあります。
そのため、ご本人や家族の気持ちに寄り添い支援します
嘱託医相談で症状の見立て
家族教室で病気や対応方法の理解を支援
受診に同行し医療につなぐことも
ご本人・ご家族
ご本人の状況に合わせた回復と
再発防止の道筋のための
サポート体制への働きかけも
行います
その人らしい生活
将来への希望
回復
医療機関
精神科治療
訪問看護
就労支援
リハビリテーション
日常生活支援

保健所のシゴト
母子保健編②

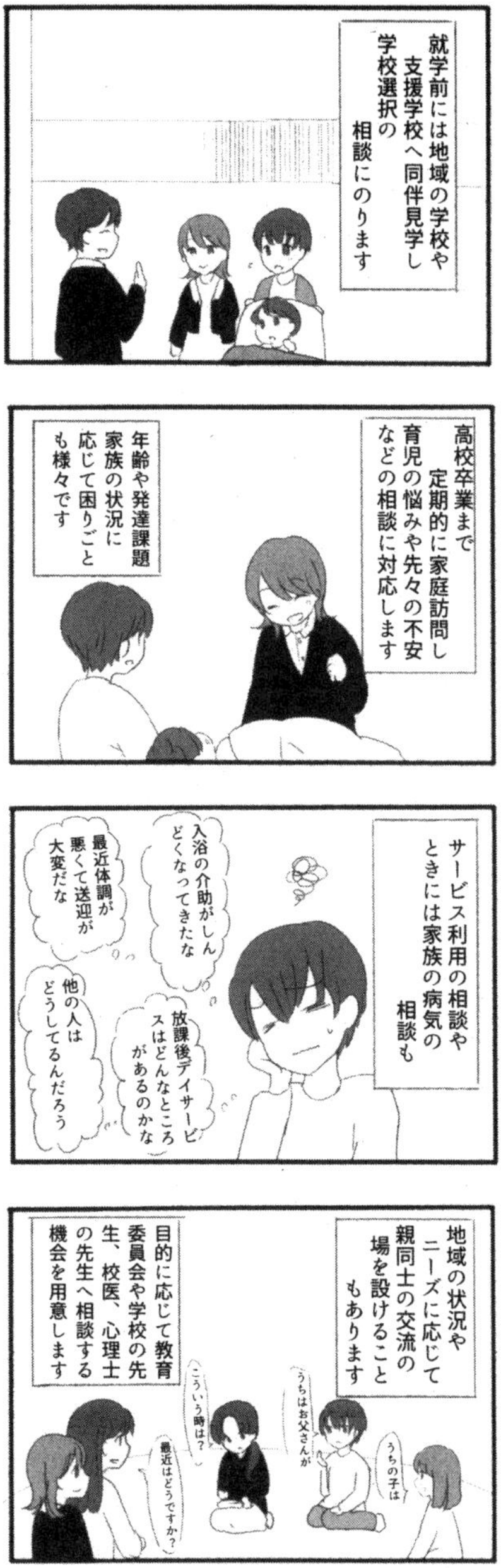
就学前には地域の学校や支援学校へ同伴見学し学校選択の相談にのります
高校卒業まで定期的に家庭訪問し育児の悩みや先々の不安などの相談に対応します
年齢や発達課題家族の状況に応じて困りごとも様々です
サービス利用の相談やときには家族の病気の相談も
入浴の介助がしんどくなってきたな
最近体調が悪くて送迎が大変だな
放課後デイサービスはどんなところがあるのかな
他の人はどうしてるんだろう
地域の状況やニーズに応じて親同士の交流の場を設けることもあります
目的に応じて教育委員会や学校の先生、校医、心理士の先生へ相談する機会を用意します
うちの子は
うちはお父さんが
こういう時は？
最近はどうですか？

わたしの保健師さん

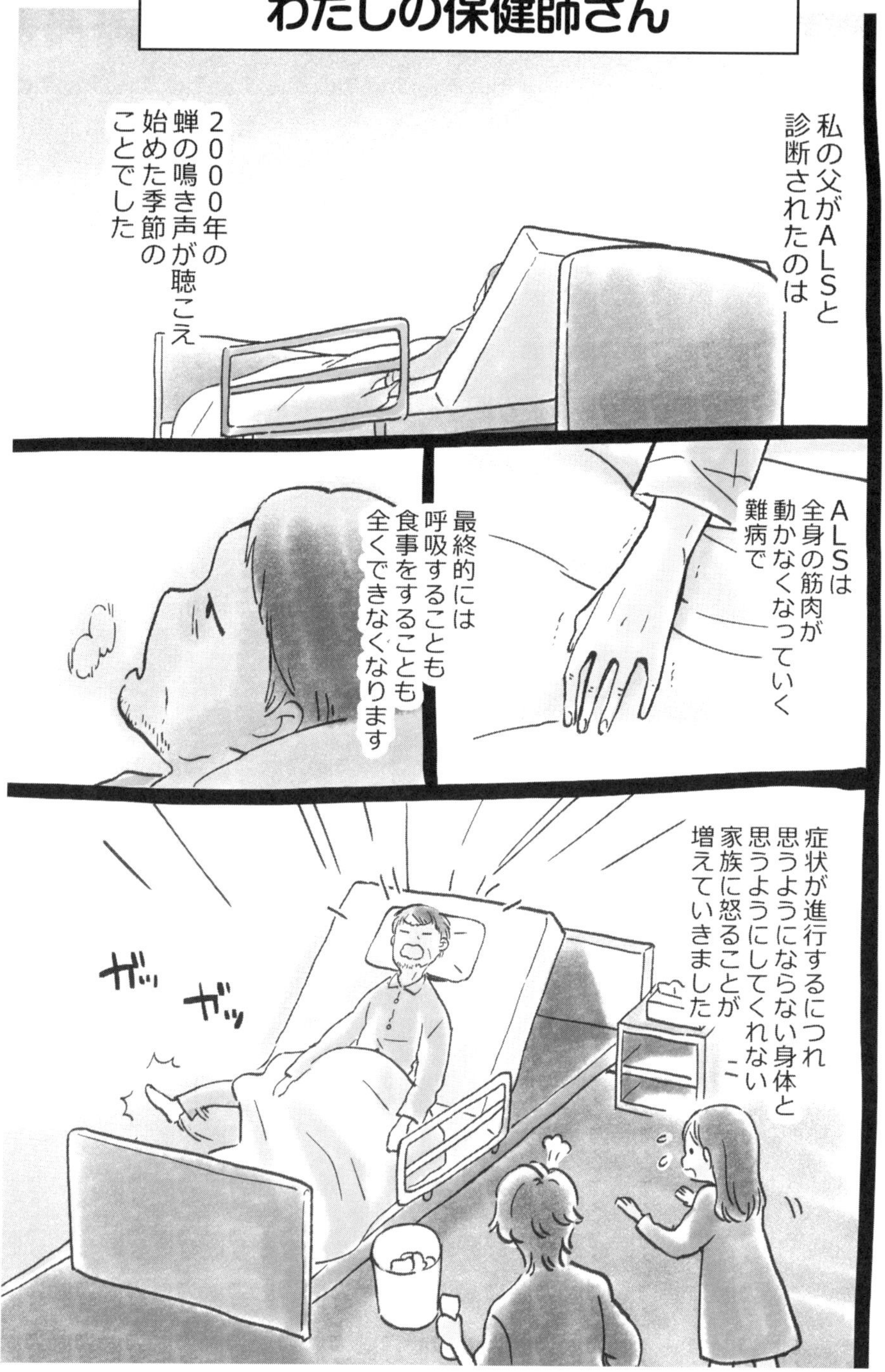
私の父がALSと診断されたのは
2000年の蝉の鳴き声が聴こえ始めた季節のことでした
ALSは全身の筋肉が動かなくなっていく難病で
最終的には呼吸することも食事をすることも全くできなくなります
症状が進行するにつれ思うようにならない身体と思うようにしてくれない家族に怒ることが増えていきました
ガッ
ガッ

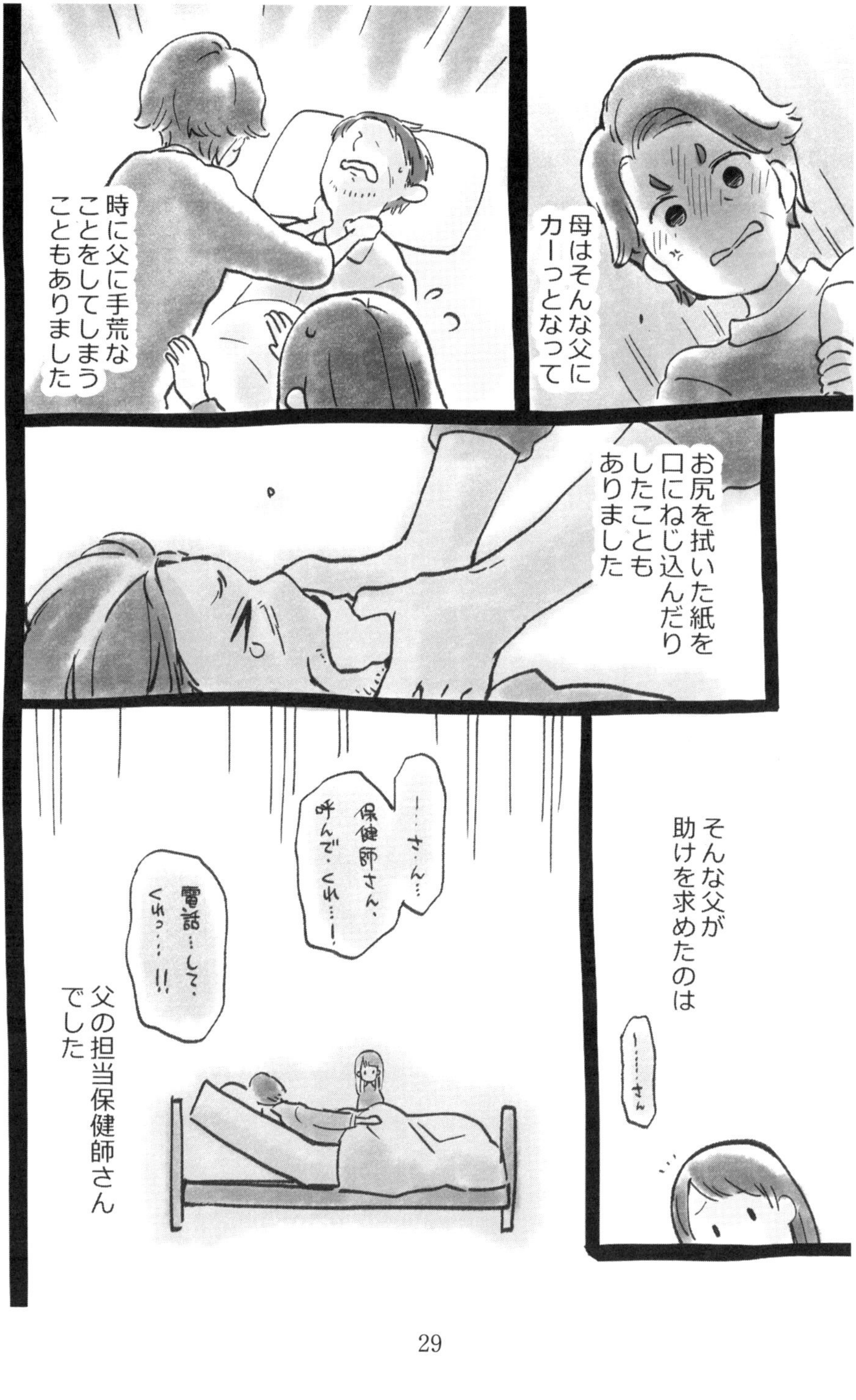
母はそんな父にカーっとなって
時に父に手荒なことをしてしまうこともありました
お尻を拭いた紙を口にねじ込んだりしたこともありました
そんな父が助けを求めたのは
……さん
…さん…保健師さん、呼んで・くれ…!
電話…して・くれっ…!!
父の担当保健師さんでした

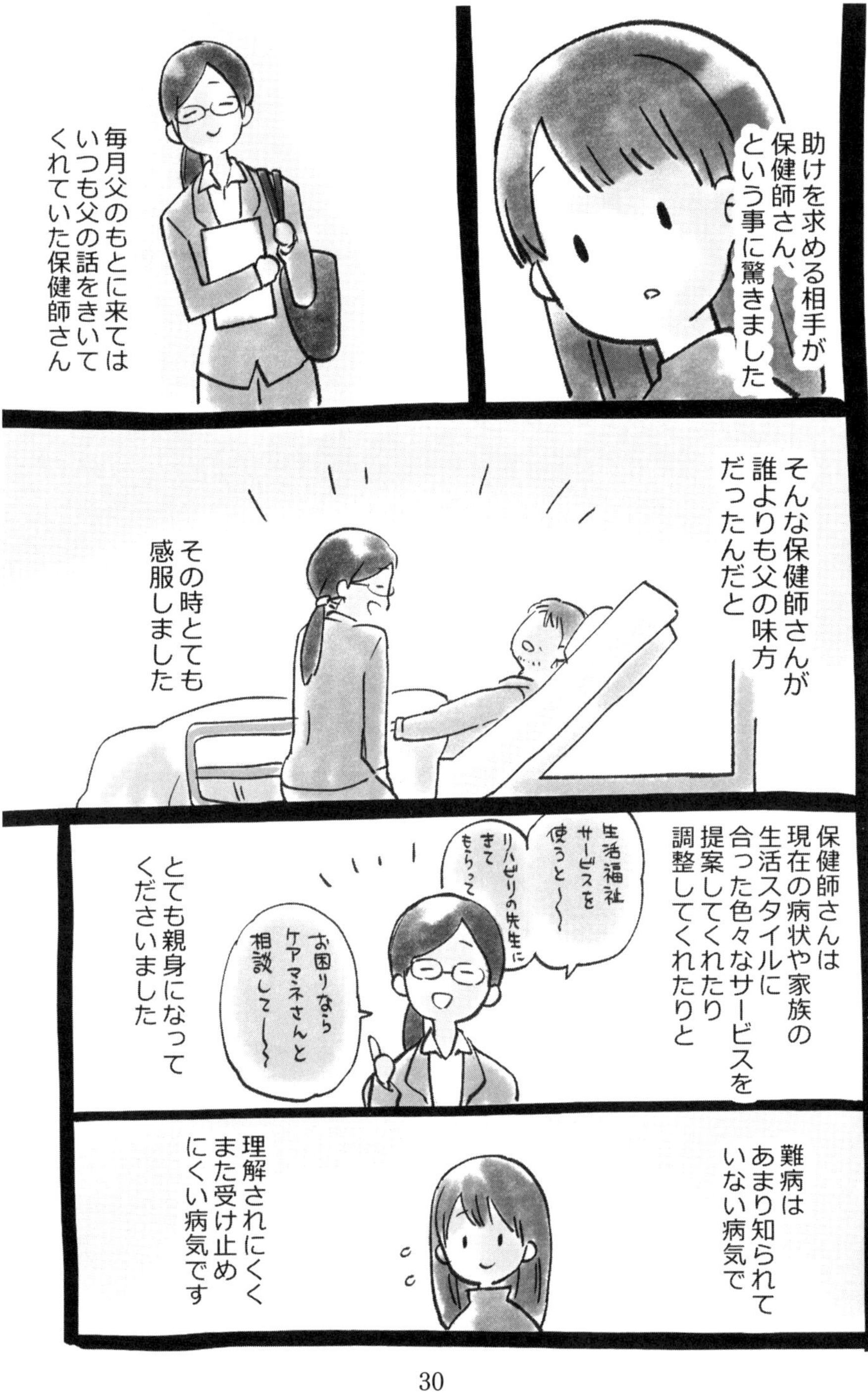
助けを求める相手が
保健師さん、
という事に驚きました
毎月父のもとに来ては
いつも父の話をきいて
くれていた保健師さん
そんな保健師さんが
誰よりも父の味方
だったんだと
その時とても
感服しました
保健師さんは
現在の病状や家族の
生活スタイルに
合った色々なサービスを
提案してくれたり
調整してくれたりと
生活福祉
サービスを
使うと〜〜
リハビリの先生に
きて
もらって
お困りなら
ケアマネさんと
相談して〜〜
とても親身になって
くださいました
難病は
あまり知られて
いない病気で
理解されにくく
また受け止め
にくい病気です

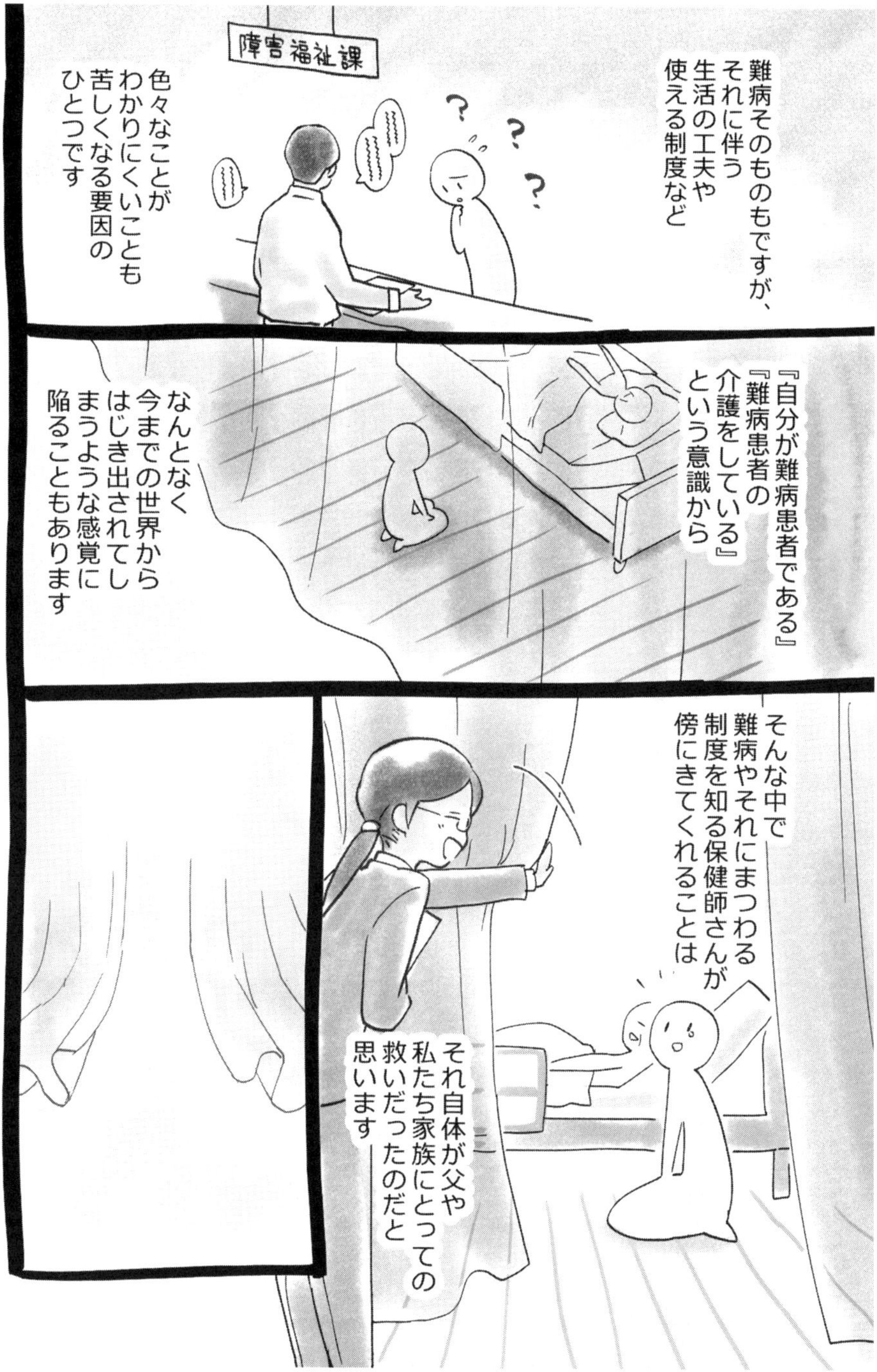
難病そのものもですが、
それに伴う
生活の工夫や
使える制度など
障害福祉課
色々なことが
わかりにくいことも
苦しくなる要因の
ひとつです
『自分が難病患者である』
『難病患者の
介護をしている』
という意識から
なんとなく
今までの世界から
はじき出されてし
まうような感覚に
陥ることもあります
そんな中で
難病やそれにまつわる
制度を知る保健師さんが
傍にきてくれることは
それ自体が父や
私たち家族にとっての
救いだったのだと
思います

第2章

コロナ禍の保健所の1日

コロナ禍で従来の仕事が一変した保健師、保健所職員の1日を綴ってもらいました。

1.「誰のため、何のため」を日々自分に問いかけ

（感染症チーム、40歳代、保健師）

忙しい日の大まかな時間の流れは、朝5時半に起床、7時過ぎに家を出て、9時から勤務が始まり、終わるのが深夜1時、家に帰り着くのが深夜2時という状況でした。

忙しい日の業務内容

①電話相談対応・受診調整（帰国者・接触者外来へ調整）
②検体搬送（管内医療機関からの検体回収・地方衛生研究所への搬送）
③入院・宿泊療養・自宅療養の調整
④患者移送（自宅から入院先）
⑤積極的疫学調査
⑥濃厚接触者や感染が疑われる者への検査（無症状者は保健所で保健師が実施、有症状者は医療機関へ受診調整）
⑦医療機関や福祉施設等における感染症対策の支援（現地へ乗り込み、調査と指導）
⑧濃厚接触者や自宅療養者の健康観察等
⑨健康フォローアップ対象者（検疫所）の健康観察
⑩入院患者・宿泊療養者の病状把握
⑪宿泊療養者・自宅療養者の症状悪化時の入院調整・移送
⑫日々の報告メール・入力
⑬本庁からの照会とメールの整理
⑭所内会議・検討
⑮委託業者からの派遣職員への業務レクチャーと指導

これらの業務を行います。２０２０年3月～6月、保健所内では保健師への負担が日々増大し、職員間での温度差も拡大していました。本庁からは現場である保健所に対する意見聴取がいっさいなく、保健所現場が必要としていないシステム等を次々と投入し、いっそう混乱を招き、業務はさらに膨大化していきました。20歳代の若手保健師が半数以上を占めている感染症チームであっても、精神的な混乱とストレスにより、若手保健師が次々とメンタルや体調の不良を訴える状況となりました。

1日休みを取っても、溜まりに溜まった疲れはすぐにとれず、引きずりながら仕事を続けていましたが、秋には長期休暇に入らざるを得なくなった若手保健師も出てしまいました。若手保健師は結婚、出産もあり、ライフステージに合った仕事ができないことで、家族関係にも影響が出てくる人もいます。

現場の保健師は、公衆衛生保健師活動としてコロナ対応をしており、常に患者ファーストの姿勢を心がけています。保健所としての対応は「誰のため、何のため」であるのかを日々自分に問いかけながら、保健師としての活動を行っていますが、大阪府全体では、コロナ対策を政治利用しているとしか思えないような業務も多くあったため、保健所はさらに困惑し、不要と思える業務も増大していきました。

コロナ対応を始めて1年が経とうとしていますが、この1年で世の中が大きく変化しました。社会的、経済的な変化に加え、環境の変化により最も打撃を受けているのは子どもたちかもしれません。親が失業したり、収入が減少したりしたことで、これまでの当たり前だった生活がままならず、家の中の空気が重く苦しいものになり、その犠牲は弱い者へと向かいます。子どもたちや高齢者、社会的弱者はさらに窮地に追い込まれているのではないでしょうか。

保健所はコロナ対応だけが仕事ではありません。公衆衛生活動とは、人びとの当たり前のくらしを見えないところで守ることが原理原則であり、コロナにより歪んだ行政施策の結果、生きることへの目的を失い自殺する人、生活ができなくなった人、学校へ通えなくなった人、必要な介護・医療・保健サービスが受けられなくなった人への対応など、コロナ以外の業務も膨大していきました。

また、年末年始からは患者が激増し、入院できない自宅療養者が増え、一時期は保健所管内に１００名を超える自宅療養者を抱え、毎日誰かが救急搬送されるという状況と容体が思わしくない患者宅への訪問業務も増加していきました。

入院を決めるにあたっては、入院フォローアップセンターとのやり取りも大きなストレスとなりました。「最終判断は保健所」といつも念押しされていましたが、入院先がないという理由で、入院が必要な患者を入院させることができないため、自宅療養とならざるを得ない方も多く、こうした危機的状態にある患者の支援も全て保健所が行っていました。命のトリアージを保健所に一任するこの体制は、一刻も早く解決し、必要な方へ必要な援助という原則を守れる仕組みを徹底すべきです。

この1年のコロナ対応で明らかになったことは、保健師や保健所職員の不足と行政の政治寄りの仕事によって多くの犠牲を生んだことです。保健所職員は日々患者と対峙しています。「事件は現場で起こっている」のです。その現場を知らない人たちによる不適切な業務の結果、個人情報の漏洩や公衆衛生行政の崩壊を招きつつあると感じています。

「公務とは何か」――事業者との癒着と思われるような仕事はNGと言いながら、1つの製薬メーカーの社員が保健所内に入り込んで業務を手伝うという矛盾も感じています。委託事業者でさえも当初、守秘義務は大丈夫なのかなど、余計な心配ごとを抱えて業務を進めていました。これも大きなストレスでした。

あらためて保健師とは何か、そしてコロナ対応において守るべきもの、いち早く解決しなくてはならない社会的課題は何かを政治家や官僚、公務員がしっかりと認識し、日本全体の危機的状況を直視すべきです。

人が生きていくためには、まずは心も体も社会的にも健康であること、これはWHOも謳っていることです。災害レベルであるこのコロナ対応の第2ステージはこれからであると考えています。社会的、経済的、教育など、あらゆる面での課題を一刻も早く解決することに人も金も使うべきです。

2.「頭が働かない。もう無理」と午前3時に帰らせてもらった

（母子・難病・地域ケアチーム、20歳代、保健師）

私は母子・難病・地域ケアチームの一員として、大人や子どもの難病患者さんを支える仕事をしています。難病患者さんは、症状による苦痛や制限、治療による身体的な苦痛や時間的な制約を抱えながら生活をしています。中には余命を伝えられ、本人も家族もひどく危機的な心情になる中で、今後の生活や治療を考えていかなければいけないこともあります。

そんなときに、困っている部分に手を添えるのが保健師です。ケアマネージャーやケースワーカー、相談支援員など、必要な制度やサービスを利用するための相談相手がいますが、それらの職種が十分に力を発揮し、本人や家族が制度やサービスを適切に受けられる

ようにするために、保健師はさまざまな相談対応や調整を行っています。

家庭に訪問できる保健師が、本人だけではなく、家族やさまざまな環境を含めた状況を聞き取り、ともに考えて本人たちが必要な相談先へつながるために手を添えます。そのためには時間も手間もかかります。本人やご家族の苦しい状況を受け止めるための心の余裕も必要になります。

こうした業務を行いながら、コロナ対応のため休日出勤したときの状況をお話します。休日は基本は保健師2人、陽性者が多ければもう1人を呼び出し、最大3人体制で対応しています。陽性者が多い時期は始めから3人体制になっていました。

9時に出勤すると、すでに昨日のうちに終わらなかった陽性者の対応や昨日の時間外に電話がかかってきていたものの対応などの積み残しがあります。その対応が終わらないうちに、また新たな陽性者が出てきます。もちろん、その間に相談の電話もかかってきます。あっという間にどんどんと仕事が溜まっていきます。

年末に出勤したときは、多くの医療機関が休みだったので、症状が出ていて心配があるという方への受診調整もありました。新たに陽性となった方も症状が出て心配なので受診したいという方もいます。すべてが急ぎの要件なので、3人の保健師は誰一人まともに昼食も取れませんでした。

陽性者は1人出ると症状、行動歴などの情報を聞き取ります。それをもとに師長や所長に報告して療養先の決定と濃厚接触者を定めます。しかし、休日となると職場に師長、所長はいませんので、ＬＩＮＥや電話でやりとりする必要があります。療養先の調整は15時までに申し込みをしなければならないので急がなければなりません。

陽性者の健康観察もピーク時にはかなり多く、派遣の看護師さんにお願いしていましたが勤務時間内には終わらないので、その残りを17時半以降に引き受けることもありました。

こうしたすべての対応が終わってから記録を作成することになります。それが始められるのが19時~20時頃でした。しかし、ピーク時はその時間帯も発生届や相談の電話が入ってくるので、その時間はどんどん後ろになっていました。

そんな状況の中でも、上司からは「早く帰るように」と連絡が入ります。30分ごとに連絡が入る日もありました。いつもであれば、またすぐに出勤するので後日にまわしてもいいかと思うこともありますが、年末年始となると人数も少なく、できるだけ次の日に勤務する人に仕事を残さないようにと遅くまで残らざるを得ず、日付が変わってしまうこともありました。休憩をほとんど取っていなくてもそのような状態でした。もう頭が働かなくなってしまい、無理だと思って帰らせてもらったのが午前3時頃でした。私は一度もありませんでしたが、始発で帰っている人や朝みんなが出勤する時間まで残っている人もいました。

コロナだからといって難病患者さんが減るわけではありません。支援を必要とする方はたくさんいらっしゃいます。「大人や子どもの難病患者さんを支える」という保健所の役割は、切り捨てたり、削ったり、効率化することはできない仕事です。

3. 午前9時、いっせいに鳴り出す電話、昼食を食べたのは16時

（精神保健福祉チーム、40歳代、ケースワーカー）


朝6時頃に起床し、洗濯や掃除などの家事を済ませ、身支度をして7時50分頃に家を出ます。コロナ対応で共有すべき内容のメールが届いているかをスマホで確認しながら出勤するのが日課です。

9時前に職場に到着し、個人情報が入っているキャビネットの鍵を開け、9時になると留守電が解除されるため、職場の電話がいっせいに鳴り出します。その電話に対応しつつパソコンを立ち上げます。9時15分には地域保健課内のミーティングが始まり、1日の予定を確認し、その後チーム内の予定を確認します。その間にも電話は鳴り止みません。

支援している方のご家族から電話がありました。「本人が夜中じゅう寝つくことができず、怯えた様子でずっと独り言をぶつぶつ言っていた」と。家族の心配する思いを受け止めて、対応方法について確認し、来所相談の約束をします。

ある関係機関からは、支援しているご本人の通院が1カ月近く中断していて、飲酒量が増えていて心配しているとの電話です。ご本人へ電話した後、主治医へ連絡し、本人と同伴受診の約束を行います。

こうした電話の合間には、唾液検査での来所者が複数来られ、駐車場での唾液検査に対応します。11時からは所内の新型コロナウイルス対策会議へ出席し、前日からの陽性者の動きと国や府の新たな通知等の連絡について共有します。

12時頃に入院中の陽性者の方が転院することになったと入院フォローアップセンターより連絡がきました。現在入院中の病院に電話して状況を伺い、ご本人の居住地の保健所にも必要な情報を問い合わせ、転院先の病院にも搬送受け入れ時の条件について確認します。それぞれの条件を合わせて時間の調整を行い、搬送依頼を救急隊に行います。この調整の合間にも宿泊療養中に不安になった陽性者の方からの電話相談に対応し、14時過ぎには、嘱託医相談のための家庭訪問です。未受診のひきこもりの方の自宅に、市の生活保護の担当者と別居のご本人の兄弟とともに訪問しました。訪問時に顔色が悪く、脱水状態だったため、急きょ救急車を要請することになりました。救急隊と情報を共有し、搬送先の病院に必要な情報を伝えて受診調整を行い、保健所に戻れたのは16時頃となり、嘱託医と事後振り返りを行い、急いで別室で昼食を食べました。

その間にも警察署から電話連絡が入ります。「現在保護している人がいるが自傷他害の要件がない状態だ」と。これまで保健所の相談歴のない方だったため、別の職員が警察署を訪問し、ご本人の現在の状況を確認します。家族がおられない方で、ご本人も追い詰められ1人でいたら死にたい思いが高まるとのことで、入院を希望されましたが、これまで受診歴がなく微熱があったため、すぐに受け入れてくれる病院が見つからず、複数の職員で手分けして数十件依頼した結果、ようやく受け入れ先の病院が見つかりました。しかし、受け入れの条件として「内科の外来を受診したうえで」とのことだったので、警察とともにご本人に付き添い、内科の外来を受診しました。診察や検査の待ち時間のため19時半過ぎまでかかりました。検査結果を待っている間も自殺未遂者相談支援事業の支援対象者の方で夕方にしか連絡がつかない家族へ連絡を行います。

内科の病院での検査結果が出たのは21時前になり、その結果を内科の病院から精神科病院に送ってもらい、21時半頃に精神科病院から受診受け入れ可能との連絡が入り、ご本人と警察とともに精神科病院へ移動することができました。

さらに22時半過ぎからの診察にも同席し、診察の結果、ご本人の同意による任意入院となったため、入院後のことも病院のケースワーカーとともに相談にのることをご本人に伝え、23時半過ぎにようやく保健所に戻りました。急いで残務整理とメール確認等を行い、職場を出たのは日付が変わってからでした。

4．深夜の帰宅を7回繰り返す7連勤（感染症チーム、20歳代、保健師）

始業前の8時45分頃、職場に着いてすぐに「今コロナのことで電話がかかってます」と声をかけられるところから一日の業務が始まります。自席のパソコンを立ち上げる暇もなく電話を取ります。内容は「濃厚接触者になったので検査を受けたい」という府民からの訴えでした。陽性者の方の名前を聞いて、すでに出勤していた別の職員が陽性者一覧を開いて見てくれましたが、該当する患者がいませんでした。よくよく話を聞いてみれば、医療機関からの連絡がまだ保健所に来ていなかったようで、疫学調査による濃厚接触者の検討もまだのケースのようでした。陽性と診断があった方から直接連絡を受けて不安を感じて保健所に電話をしてくれていたようですが、ひとまず事情を説明して、濃厚接触者の方に向けた説明をひと通り伝え、あらためて連絡をすることを約束して電話を切りました。

電話を切って、すぐにまた次の電話が入りました。今度は医療機関からで、入院中の陽性者についての連絡でした。パソコンを開きながら対応をしていると、近くにいた職員がカルテを持ってきてくれたので、経過を確認しながら医療機関からの話を聞きました。保健師では判断できない内容だったので一度電話を保留にして、保健所にいる医師に確認。そのまま医師が対応してくれるというので、電話を引き継ぎ自席に戻ると、今度は検査業務の段取りについて上司から依頼がありました。

メールを確認しようとメールボックスを開くと、陽性者や濃厚接触者に関する他の自治体からの対応依頼、陽性者への対応についての本庁からの連絡、厚生労働省からの通知に関する情報提供、関係する施設からの連絡…山ほどメールが来ていて、それを確認する間もなく、また電話の対応が入ってきます。対応を終え電話を切って、検査業務の段取りをしているとまた電話がかかってきて…という繰り返しが続きます。そうこうしているうちに医療機関からの発生届が届くといっせいに陽性者への対応が始まります。

事前の情報はほとんどないまま、発生届を頼りに電話をかけて状況を聞きます。陽性と言われて不安な気持ちが強まっている方だったので、まずはお話を聞きながら、今の体調や症状の経過を確認し、それから今後の療養について相談します。疫学調査として、同居家族や生活環境についても聞き取り、過去の行動歴も確認して、濃厚接触者の特定を急ぎます。ある程度話したらいったん電話を切って、上司や医師と検討し、情報が不足している場合は、また電話をかけてそれを聞き取り、そのうえで本人の療養や濃厚接触者への対応について保健所としての判断を伝えます。

次は濃厚接触者への連絡です。同居家族に連絡して、職場へ連絡して、他自治体に住んでいる方については、その自治体を管轄する保健所へ依頼を出します。発生届を受け取るたびにこれを繰り返します。陽性者の容態や濃厚接触者の持病、生活環境、その他さまざまな要因によって、一件一件それぞれのケース対応も複雑になります。

こうした対応をしている間も電話は鳴りっぱなしで、本庁や医療機関からの連絡もひっきりなしに飛んできます。「自分は濃厚接触者じゃないか」と心配になった方からの相談の電話も入りますし、一般的な健康相談も入ります。すべてを並行させ、突発的な問題にも対応しなければなりません。頭をフル回転させ、その都度切り替え続ける、一日中そんな調子です。

恐怖や焦りを感じている府民の方に怒鳴られることもありますし、本庁と府民の間で板挟みになることも少なくありません。ずっと緊張しっぱなしの毎日で、昼食を取ったのはいつだったか…業務をしながら流し込むように食べるのが習慣になってしまいました。それでも何とか業務を切り上げられるのは23時をまわった頃です。明日への積み残しをなんとか整理して、保健所を出て電車に乗り込んで帰宅するのは0時をまわる頃になります。

それを7回繰り返す7連勤です。

第3章

地域住民の命と健康を守りたい！大阪府の保健師、保健所職員増やしてキャンペーン

コミュニティ・オーガナイジングをいかして

保健所の役割や保健師の仕事の重要性、そしてどのように機能が低下させられてきたのかをこれまで述べてきました。

コロナ禍前より保健所で働く仲間からは、長時間労働の実態が報告されるとともに「健康課題は増え、地域のニーズは高まっているのに、人が減らされて十分に対応できない」「時間をかけた対応ができず申し訳なく思う」などの声が多く寄せられていました。

そんな中でコロナ禍となり、このままでは「救える命も救えなくなる」「もう限界、これ以上は頑張れない」そんな声がたくさん寄せられるようになりました。

また一方で、この間の公務員削減や公務員バッシングの大きな流れの中で「公務員だから仕方がない」「ガマンするしかない」そんなあきらめや絶望もありました。労働組合として何ができるのか、大阪府に対し要求を出したり、交渉で意見を伝えたりすることはできますが、それだけで問題が解決するとは考えられませんでした。

私は２０１７年12月、コミュニティ・オーガナイジング・ジャパン※が主催するワークショップに参加しました。これまで講義形式や分散会型の学習会しか知らなかった私にとっては、講義→モデル→演習→振り返りと進んでいく実践型のワークショップはとても新鮮でした。そのワークを通じて「仲間といっしょに変えていく」という希望に満ちた社会をめざして、どのように人びとの力で変化を起こしていくのかという手法と勇気（モチベーション）を学び、私たちの労働組合活動にいかしたいと感じ、少しずつ活動に取り入れていきました。

今回、突然やってきたコロナ禍の中で忙殺され、あきらめや絶望の中にあった保健師さんや保健所職員といっしょに、何とかして変化を起こすために立ち上がりたいと思い、キャンペーンへと足を踏み出すことを決意しました。また、そのキャンペーン進めるためのコーチングをコミュニティ・オーガナイジング・ジャパンに依頼し、私たちの実践をサポートしていただきました。

※コミュニティ・オーガナイジングは、市民の力で自分たちの社会を変えていくための方法であり考え方です。オーガナイジングとは、人びとと関係を作り、物語を語り立ち向かう勇気を得て、人びとの資源をパワーに変える戦略をもってアクションを起こし、広がりのある組織を作りあげていくことで社会に変化を起こすことです。そして、労働者や市民が立ち上がり、それぞれが持っている力を結集して、コミュニティの力で社会の仕組みを変えていくものです。

気持ちを共有し、キャンペーンスタート

毎日のように保健師、保健所職員のみなさんの悲痛な声を聞いている中で「何かしなければ」そんな思いに突き動かされ、連絡を取り合っていた保健師さん、保健所で働くケースワーカーさんと青年部役員の4人でコアチームを立ち上げ、青年の保健師さんにも呼びかけて5人のコアチームが誕生しました。この5人のコアチームと各保健所にいる組合員や役員と連携しながらキャンペーンを進めてきました。

まず、2020年8月に初めてのミーティングを実施し、ここには大阪府職労本部役員の保健師さんにも参加してもらい、コミュニティ・オーガナイジングの手法に沿った戦略づくりを行いました。①いま現場の保健師、保健所職員はどんな困難に直面しているか、②保健師や保健所職員が持っている資源をどのように使えば変化を起こせるのか、③その初めの変化（戦略的ゴール）を何に設定するのかなどを話し合い、各職場にいる仲間の顔

を思い浮かべながら、みんなで考えました。

もちろん、私たちの労働組合には、府職員の大幅な増員をはじめ、さまざまな要求があります。しかし、それらを実現させるのは簡単なことではありません。

そこで私たちが話し合って考えたのは、いっきに保健師や職員を増やすのは現実的に難しいけれど、せめて各保健所に1人ずつの保健師と行政職員を増やしたいということでした。これまでのように、どこかの人を増やすために、どこかを削るということではなく、大阪府の定数そのものを増やすというゴールを設定しました。

そして、そのためにいつ何をすればよいのかを考えました。仮説を立て、変化が起こせるんだという根拠を明確にしたうえで、いろんな戦術を出し合いながら、このキャンペーンのタイムラインを作りました。そうした過程を経て、私たちの「オーガナイジングキャンペーン」がスタートしました。

キャンペーンタイムライン

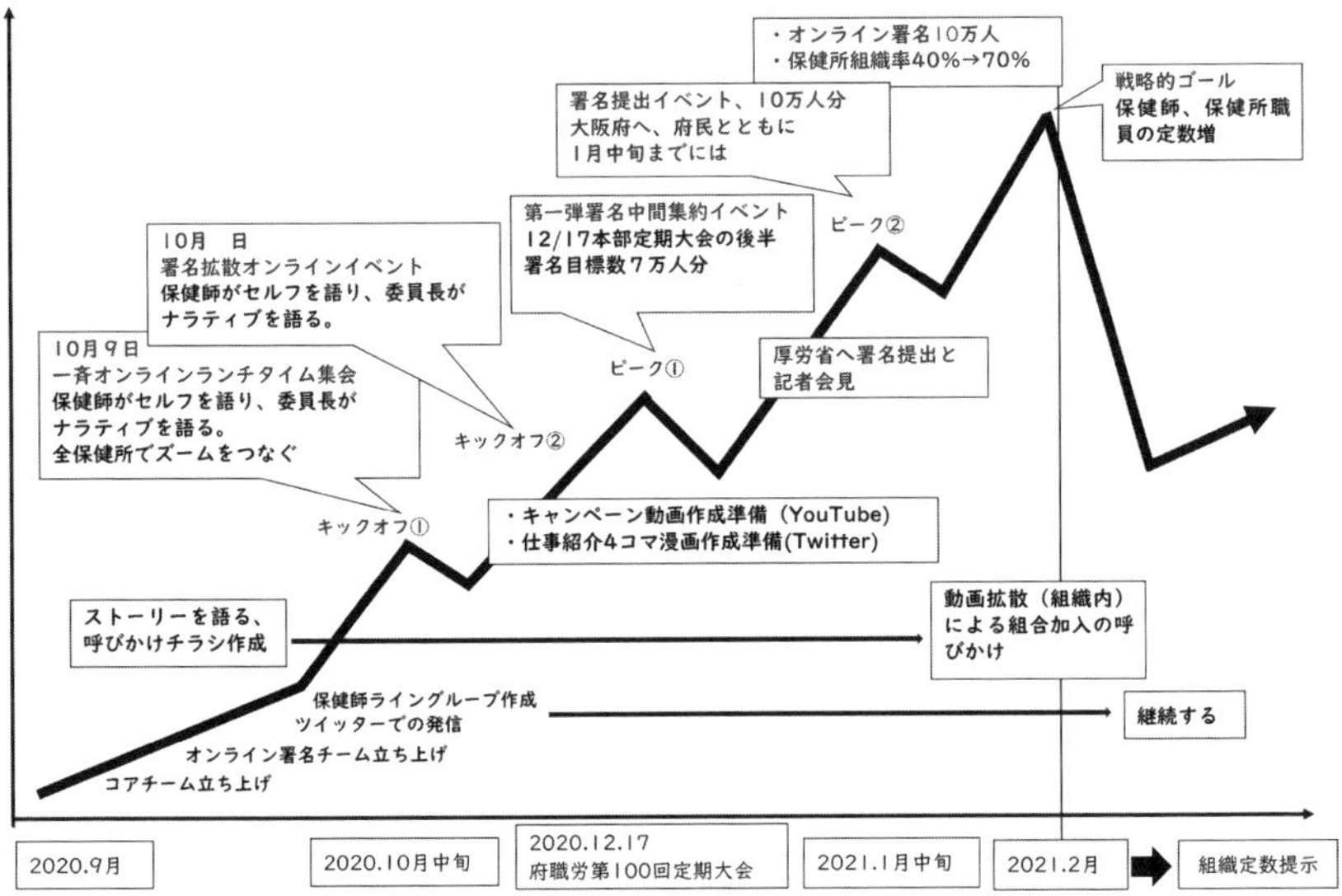

オーガナイジング・センテンス

【大ゴール】公衆衛生の向上と保健所機能の強化のために、

【同志】保健所の職員、組合員とともに、府職労の仲間の協力も得て、

【変革の仮説】職員の声や思いを集めて見える化し、保健所での組合加入率を7割に引上げ、「大阪府の保健師、保健所職員を増やしてください」オンライン署名を10万人分集めることで、

【期限】2021年2月議会までに、

【戦略的ゴール】各保健所の地域保健課に保健師1人と行政職員（感染症専属）1人の増員を実現します。

気持ちを共有し、元気の出るミーティング

キャンペーンがスタートし、まず私たちが大切にしたのは、コアチームのミーティングです。私たちの実践をサポートしていただいたコミュニティ・オーガナイジング・ジャパンの助言もあって、短時間でも定期的（10日～2週間に1回）なミーティングを開催するよう努力しました。労働組合の専従役員である私にとっては大きな負担ではありませんでしたが、休日もまともに休めず、毎日残業しているメンバーとミーティングをもつことは無理なんじゃないか、そんな思いもありました。実際に進めていくうえでも、感染者が急増した時期には「こんなときにミーティングの日程調整をするのは申し訳ない」という気持ちでいっぱいになりました。

しかし、このキャンペーンを進めるうえで一番大切にしたかったのは「当事者が声をあげる」ということです。そのためには、私のような専従役員が何でも請け負って進めるのではなく、どんなときでもミーティングを開催し、気持ちや進捗状況を確認・共有することを徹底しました。結果として、8月下旬の初ミーティング以降、3月までの7カ月間で15回のミーティングを開催することができました。

ミーティングは、いつも「お祝い」から始まります。前回のミーティング以降の「できたこと」を一つ一つ確認しお祝いします。「お祝い」といっても、乾杯したり、パーティー

をしたりするのではなく、みんなで「○○が無事にできたね～、パチパチ（拍手）」という簡単なものです。でも、この簡単な「お祝い」をすることによって、そのときのメンバーの率直な気持ちやお互いの感謝の気持ちが語られ、「よし、次につなげよう」という気持ちが湧いてきます。そして、進捗状況や次の取り組みの確認などをして、最後にミーティングの振り返りをします。振り返りではいつも「仕事に追われ、気持ちがしんどかったけど元気が出た」という感想が語られるようになりました。「こんな時期にミーティングをするのが申し訳ない」という気持ちが「ミーティングをやって良かった」という気持ちに変わる瞬間でした。

キャンペーンタイムラインに沿った取り組み

①　戦略を伝える

まず始めに考えたのは、私たちが作った戦略やタイムラインを保健所の仲間に伝えるということです。コロナ禍で忙しい職場にどうすれば伝えられるか、みんなのあきらめや絶望感をどうすれば変えられるかを考えました。そこで私たちは9つある大阪府の保健所をオンラインでつないでランチタイム集会を行うことを決めました。各保健所の仲間に連絡し、声かけなどの準備をしてもらい、他職場の仲間にも応援を依頼し、パソコンを持って各保健所に出かけ、10月9日に開催することができました。そこでは２人の保健師に自分がどんな思いで保健師として働いているか、何を大切にしているかというストーリーを語ってもらい、最後に私たちの戦略について説明しました。たった20分間でしたが、115人の保健所職員に参加してもらうことができ、「他の保健所とつながれてうれしかった」「話を聞いて感動しました。胸が痛くなり涙が出ました」「仲間を増やして働きやすい職場をつくりたいと感じた」などの感想が寄せられました。「感動しました」と労働組合に加入する青年もいました。先の見えない過酷な労働の続く状況の中に希望が見えた瞬間でした。

② 初体験　オンライン署名スタート

今回のキャンペーンの戦術の一つとなったのがオンライン署名です。初めてのチャレンジでしたが、このオンライン署名がキャンペーンを進める大きな力となりました。具体的な数字がリアルタイムで見えること、賛同していただいた方のコメントがダイレクトに届くことで、キャンペーンを大きく後押ししてもらうことができました。

オンライン署名を取り組む不安もありましたが、オンライン署名を運営するチェンジ・

ドット・オーグ（change.org）の初心者セミナーに参加し、オンライン署名の強み（①誰でもすぐに立ち上げられる、②費用がかからない、③声を集めることができる、④賛同した人と何度でも連絡がとれる、⑤SNSの力を最大限に利用できる）を学び、みんなで心を動かす（署名しようと思ってもらえる）ストーリー（呼びかけ文）を考え、10月1日に無事スタートさせることができました。

初日は本当にドキドキしていて、数分間おきに、パソコンやスマートフォンを見ては署名数を確認していました。

私たちはオンライン署名の賛同数の目標を10万人としました。なぜ、そうしたのかと聞かれることもあるのですが、正直なところ初めは10万人集められるイメージは持てていませんでした。ただ、吉村知事が全国的にも注目され、連日テレビに出演し大きな支持を集め、発信力を持っているという状況から考えれば、このぐらいのインパクトのある数がなければ、私たちの声は届かないかもしれないと考え、この目標を決めました。

③　現場の実態、リアルな声を伝えたい

次の課題は、オンライン署名の賛同者を増やすために、当事者の資源を活用して何ができるのかということでした。オンライン署名の強みであるSNS（ツイッター等）を大い

に活用し、現場で働いている保健師、保健所職員の声をどんどん発信していくことにしました。

保健師、保健所職員で作ったグループＬＩＮＥに届く職場の実態や保健師の思いなどを集め、「保健師の声」としてツイッターで連日発信しました。「保健師の声」は現在までに80回以上発信し（２０２１年5月４日現在）、多いときには３０００人を超える方にリツイート（拡散）していただき、インプレッション（ツイートを見た人の数）は70万を超えることもありました。キャンペーン開始時には１０００人にも満たなかった大阪府職労アカウントのフォロワーも現在では４６００人を超えています。

現場の声、私たちの声がＳＮＳやオンライン署名を通じて大きく広がり、共感や応援、ねぎらいの声がたくさん寄せられたことに、大きな力を感じることができました。

地域住民の命と健康を守りたい！　キャンペーン

保健師、保健所職員の声（ツイッター @fusyokuro での発信）

【1】2020・8・25
自宅待機中に急変する人も後を絶たず、救急車呼んで病院に直接連絡してベッド確保できるまで帰れない日々が続く。夜中にタクシーで帰って、明け方にコールセンターからの電話で起こされることもある。

【2】2020・8・25
患者さんの行き先(入院先)確保も保健師の大切な仕事。入院フォローアップセンターや救急隊任せでは時間がかかることもある。なので、どうしても時間外の対応も迫られる。しかし、上司からは「残業減らせ」と言われることがストレス。

【3】2020・8・25
毎日新規感染者が発表され、増えた減ったばかり報道されるけど、1人でも状態の悪

保健師の声

い方がいれば、入院調整、ベッド確保と業務は膨大に。大切なのは数や統計では見えない一人一人の命の重み。そこに向き合うのが公衆衛生の仕事。

【4】2020・8・26

トップダウン体制や相対評価制度の影響で、上司のマネジメントがなくなり、災害時に現場判断ができなくなってる。目の前のことに流されて住民・患者最優先の対応ができなくならないよう保健師どうし助け合っていきたい。

【5】2020・8・26

毎晩のように夜な夜な自治体（勤務先等のある）から濃厚接触者の連絡が入り、すぐ対象者へ連絡して、検査の段取りまでしないといけない。本来時間と手間をかけるべきところにかけようとすると、どうしてもこの時間までは当たり前になる。

【6】2020・8・26

子育て中の保健師も多い。それでも休日勤務もしている職員。親が知らぬ間に学校へ行ってなかったり、子どもへの影響が深刻。でも過労死ライン超えの残業してる職員を見てると、子どもを残してでも、少しの時間でも役立てるようにしないといと思う。

【7】2020・8・27
仕事も大変、こどものケアもできない、こんな状況が続けば、子育てとの両立は無理と、また退職者が増えるのではと懸念します。せっかく保健師として入庁し、経験を積んでもまた辞めてしまう。どんな状況でも働き続けられる環境にしてほしい。

【8】2020・8・28
既往症のある子がPCR検査結果待ちの間、急変したらどうしようと不安になり泣きながら入院させてほしいと訴えてきたお母さん。ゆっくり話を聞いてもっと共感して安心してもらえる関わりがしたいけど、時間に追われて心に余裕がもてないのがつらい。

【9】2020・8・28
保健所で常にコロナに向き合う感染症チームも大変ですし、他のチームにも違う、見えない大変さがある。それを相対評価でランク付けすることは不適切で、もし低い評価をされたら、私は悔しくて仕方ないと思う。相対評価は今年度からやめてほしい。

保健師の声

【10】２０２０・８・29
難病担当の保健師は、気管切開や死とも向き合わなければならない新たなＡＬＳ患者や家族の相談も時間をかけて対応しながら、コロナ業務にも奔走しています。心の余裕をなくさないように心がけています。

【11】２０２０・９・２
管理職から全職員に残業を減らすように周知された。それで次のピークがきたとき、やっていけるのだろうか。残業を減らすのは大切かもしれませんが、根本問題を解決せず、締め付けを厳しくしても、解決にはつながらない。

【12】２０２０・９・２
保健師採用を大幅に減らし、オーバーワークで子育て両立できないとか、不誠実な評価で傷つき、今後の展望が持てずに退職したり、他の自治体に転職していった中堅職員が多くいたことで、保健師の層が薄くなってしまったことに改めて気づかされる。

保健師の声

【13】２０２０・９・４
ピークが過ぎても通常業務もあり全く余裕がありません。緊急事態宣言後からは精神保健相談も急増し、自殺未遂ケースも多発。相談者のニーズに応えられるよう、事故が起きないよう、気持ちを切り替えながら対応するのに必死の日々です。

【14】２０２０・９・６
コロナ感染者の多い大阪市保健所のフォローも府職員がやりつつ、府の保健所業務の効率化なんてほど遠いです。他市町村への影響も大きくなる。そんな中、大阪市廃止で特別区設置でよくなるとは思えない。住民投票よりコロナ対策を強化してほしい。

【15】２０２０・９・６
感染症チームの保健師はもう限界に。夜間電話対応、いつまでも続く検査や病院の調整、患者さんへの時間をかけた対応など。たまの休日も寝れない、潰瘍になりそう、口内炎が大量にできる、何をしてるのかわからなくなるなど、過労死手前の状態。

【16】２０２０・９・８

保健師の声

過労死寸前になりながら公務員として真面目に頑張っているのに、なんか虚しいですね。保健師の負担、全然減ってません。半年以上この状態続いて、なんとも言えません。今まで保健師の採用を抑えてきた結果ですよね。

【17】2020・9・8
休日出勤しても通常業務の時間は確実に減ってる。諸々の状況を受け入れながら日々踏ん張っている。これは実働している人たちにしか見えてないことが悔しいです。上は締め付けばかりだなと感じるし、保守的な対応や発言に傷つくことがあります。

【18】2020・9・9
2月中旬から始まり、もう9月も半ば「派遣や委託を入れたから大丈夫やろ」と知事やマスコミ等を通じて府民に思われてるのではないかという思いと現実とのギャップに胸が苦しくなる。保健師が倒れていくことは第1波の時から目に見えていたのに…

【19】2020・9・9
あちこちの保健所で「21時までしか残業しないよう工夫しろ」「タクシー代ないから

保健師の声

使わない時間に帰るように」と言われてる。上からの指示で言ってるのでしょうが…現場の気持ちを少しでもくんでほしいし、保健師を追い込む行為はやめてほしい。

【20】2020・9・14

8月の自殺者数1，849人（昨年同月比で246人増）となっていることを踏まえ、国から自殺対策の重点的な取り組みの緊急要請が保健所に。コロナ禍が大きく影響していると感じる。自殺未遂者の対応も次々に入り、常に緊張感を持って対応しています。

【21】2020・9・14

ホテル療養されている方からも「コロナに感染したことで解雇されるのではないか」という不安の声があった。管轄内での自殺未遂者支援も昨年度の約1・5倍増のペースの対応になっています。すぐに対応してもらえるような生活支援策が必要と感じる。

【22】2020・9・19

コロナ感染者が減少傾向の報道が目立つけど、府内では毎日何十人もの感染者がいて、その中には重症の方、亡くなられた方もいます。保健所では休日出勤体制は継続し

保健師の声

てコロナ対応。決してコロナは収束していない。

【23】2020・9・19

コロナ対応しながら今まで手がまわってなかった母子・難病の訪問や事業を考えていかねばならない。正直疲れました。家庭も犠牲にしてしまいました。気分が落ち込んだり波があります。何とか踏ん張っている状況です。

【24】2020・9・19

コロナ対応と通常業務が並行しとても忙しい中、評価制度のための「チャレンジシート」を作らなければならない。この状況で一年の半分が終わったこの時期に作る意味がわからない。いったい誰のため、何のために仕事しているのかわからなくなってくる。

【25】2020・9・25

コロナ第1波のときより、確実に業務量は増えている。しかし、上司は本庁の顔色ばかり伺って、いかに残業を減らすか、夏期休暇を取らせるかが最大の関心ごと。

保健師の声

【26】２０２０・９・25

子育て中や家族の介護をしている人も、少しでも他の職員の負担を減らしたいと、無理して土日祝出勤している中、土日祝出勤しない上司から「残業減らせ」「夏期休暇を消化しろ」と言われる。

【27】２０２０・９・25

職員をいっさい増やさずに「過労死ライン超えてる」と、職員を呼び出して産業医面談やってても何の解決にもならない。このままの状態で残業減らせと言われると必要な仕事まで削らざるを得なくなる。

【28】２０２０・９・25

公務職場で働く保健師は、地域住民のため、公衆衛生向上のため、必死に働いています。その真面目な熱意につけこむように「残業減らせ」の押し付けには憤りしかない。派遣や非常勤ではなく正規職員を増やしてほしい。

【29】２０２０・９・25

保健師の声

自殺未遂の深刻な相談も増えている。その他の相談も急増。昨日は警察対応が2件もあり、緊迫した中、その他の相談予約もあり綱渡り状態。継続して丁寧に支援しなければならない人が増え続けている。時間外も対応しないと丁寧な支援ができない。

【30】2020・10・13

誰のためでもなく住民のために働くのが保健師。ところが維新府政になり、少しずつ様子が変わっていきました。団塊の世代の退職、職場の若返りもありましたが、トップダウンというか、モノを言えない、言ってはいけない雰囲気になっていきました。

【31】2020・10・13

2人の子を育てながら働いています。与えられた役割を遂行できなければ仕事を続けてはいけないのか、そんな葛藤の毎日。「仕事の代わりはできるけど、親の代わりはできないよ。子どもを一番に」と言ってくれる先輩の言葉に支えられています。

【32】2020・10・13

いま周囲を見渡すと、子どもを犠牲にし、家庭を犠牲にし、自分の体も犠牲にし、そ

保健師の声

れでも自分のことはさておき、長期間にわたり過労死ラインを超える長時間労働をしている同僚がたくさんいる。

【33】２０２０・10・13
もし、保健所職員、保健師が減らされていなければ…中途退職していった仲間が働き続けられる環境があったら…ここまで酷いことにはなっていなかったはず。働き続けられる環境と人材が必要です。

【34】２０２０・10・13
コロナのように起こった事象に対する業務はわかりやすい。でも、公衆衛生の成果は数値では測り切れないものだと思っています。住民サービス向上のために、人員増を望みます。

【35】２０２０・10・16
精神保健担当です。連日新規相談があり、もう少し丁寧な関わりが必要な方も後手後手にまわってしまいます。自殺未遂の相談も既に昨年の倍に。今後、こころの健康相談も増えることが予想され相談員の増も必要です。

保健師の声

【36】２０２０・10・16
自殺未遂者は増加傾向。そして未成年が全体の３分の１を占める状況。コロナの影響と感じます。失業等の経済苦による自殺既遂、未遂、依存症相談もじわじわと増えています。

【37】２０２０・10・16
保健所につながる精神保健相談は最後の「駆け込み寺」の要素があり、特有の病識の問題も相まって対象者支援につながるまでに多大な時間を要する。支援につながっていない方を含めると氷山の一角なのかも知れない。

【38】２０２０・10・16
支援が必要な人に届けるには民間等では賄えない保健所の役割が重要。かつての保健所では保健所職員が草の根的に地域に出向き、課題を拾い上げていた。命に関わる課題に向き合うための人と時間が必要と感じます。

【39】２０２０・11・14
管内で２桁の陽性者が連日発生。昼食が取れず18時過ぎに食べることも。昨日は終電

保健師の声

前に慌てて帰宅。陽性者の調査と相談、方針決め、濃厚接触者の対応や他保健所への依頼等の繰り返しで誰に何を話してるかわからなくなってくる。

【40】2020・11・14

9月くらいから頭が回らなくなり、今まで経験のないケアレスミスが続く。産業医に相談すると「脳がアラート状態」とのこと。脳のアラート状態は半年くらいが限界。アラート状態を一旦止めないといけないと。

【41】2020・11・14

この期に及んで、まだ「時間外勤務を減らせ」と言ってくる上司がいる。昨日も夜10時にコロナ陽性者の発生届があがってきたというのに…いったいどうしろというのか。

【42】2020・11・18

土曜出勤。10時半過ぎ10名近く陽性者判明、15時までに宿泊療養か入院かを決め対応。その後2名の発生。精神疾患相談ケースの受診調整、近隣病院の患者退院の調整も重なり、職場を出たのは深夜2時過ぎでした。

保健師の声

【43】２０２０・12・11
２月からずっと中心で動いている保健師の異常な時間外労働の精神的身体的負担が心配。土日の出勤で終電過ぎるまで働き、平日も終電過ぎるまで働き、翌日また出勤という状況はもう本当に限界だと思う。

【44】２０２０・12・12
連日陽性者が増加し、施設関係での発生も増え、個別だけでなく、集団への対応も重なり、さらに業務が急増しています。土日の人を増やすことで代休も増え、平日の業務がさらに過重になるという繰り返しになっています。

【45】２０２０・12・27
残業が続き過度のストレスで、精神的疲労や身体の不調を訴える保健師、職員が出て、休まざるを得ない状況に。今後職場がまわっていくか。通常業務もままならず、保健所は限界に。

【46】２０２１・１・１
大晦日も出勤「今日は絶対早く帰りたい」と出勤者全員で頑張ったけど、夕方に陽性

保健師の声

者がいっきに増え、電話対応で不安に応え、入院調整、宿泊療養の説明などの対応が続き、帰路についたのは新年を迎えてからに。

【47】２０２１・１・２

大晦日も出勤し、夜中１時前に帰宅。元日も朝から出勤。年末年始関係なく陽性者の発生、症状の悪化などは続く。限られた人数で対応し翌日への引継ぎ事項を整理し終えたときには深夜３時を過ぎていました。

【48】２０２１・１・２

大晦日に出勤し、帰宅したのは深夜０時過ぎ。ようやく眠りについた深夜３時にコールセンター経由で在宅療養中に症状急変と連絡があり対応。そして今日２日も出勤。確実に土日勤務よりもきつい年末年始。

【49】２０２１・１・６

正月休み明けから保健所にはものすごい数の電話。そこに連日２桁の陽性者の発生届があり、休む間もなく残業が続いている。宿泊療養ホテルも入院先もすぐには調整がつ

保健師の声

かず、対応に時間がかかることも。

【50】２０２１・１・７
過去最多５６０人の陽性者。23時過ぎ、何とか終電のあるうちに職場を出て帰路につく。深夜３時前布団に入った頃、入院調整の電話が入り対応。終わったのは4時前。朝からは通常業務の訪問の予定があり休めない。

【51】２０２１・１・７
職員は連日残業で「今日は終電に間に合ってよかったね」という状況。お弁当を食べるのは夕方5時か6時。もう本当に医療現場も保健所もまわりません。それでも知事は派遣や応援だけでしのごうとしています。

【52】２０２１・１・11
陽性の方への調査や健康状態確認は、不安な気持ちに寄り添えるよう心がけて連絡をしていますが、数がどんどん増え、限られた保健師数で分担しているので、長時間お待たせしなければならず、それがつらい。

【53】２０２１・１・17

入院や宿泊療養先が見つからず、自宅療養中の方の症状の急変が続き、夜中であっても、たまの休日であっても、携帯電話が鳴る。この１週間の夜中の着信は６回。眠れない。寝不足で体調もおかしくなってきた。

【54】２０２１・４・３

人事異動があり、引継ぎしながら急増する発生届を前に、みんな息切れ状態です。疲れが癒える時間がなく、あまりにもの慢性的な疲労が続き、１日の休暇では疲れが取れなくなってしまいました。

【55】２０２１・４・３

コロナ以外の業務で支援している方や関係機関の方の中には、コロナ対応で大変だろうと相談や連絡を控えたり、大変な状況になるまで我慢していた方も。ここまで我慢させてしまったことがつらく申し訳ない。コロナ対応も続き、焦り悩む日々です。

保健師の声

【56】２０２１・４・３

第４波の兆候がある中、保健師の約半数が異動。重要な事務処理を担っていた派遣職員２人も辞め補充がないまま。その仕事もみんなでカバーしながらのコロナ対応。保健師はほぼ全員定時に帰れない状況。雇用の安定した常勤職員を増やしてほしい。

【57】２０２１・４・11

先々週から倍々で増えて、今週は連日９００人前後の陽性者。あちこちから発生届が出てきてそれが深夜に及ぶことも。保健師の定数は１人増えたけど、もはや焼け石に水。１年必死に頑張ってきて２年目に入っての感染爆発。とてもじゃないけど、このままでは保健所はまわりません。

【58】２０２１・４・11

陽性になった方はいろんな大きな不安に陥ります。一刻も早くその不安に寄り添い、丁寧に聞き取り調査をしたいと思っていますが、数が多すぎて十分にできないことがつらいです。それでも発生届はどんどん押し寄せてきます。いつ終わるかわからないまま繰り返す毎日です。

【59】２０２１・４・11

ようやく調査を終え入院や宿泊調整を開始しても、そこからがまた長い時間を要します。宿泊療養のための車の手配等も時間がかかります。入院もすぐにはできず、高齢者や少し酸素飽和度が低いからというだけでは入院できない状況です。現場では命の選別が起きています。

【60】２０２１・４・11

緊急事態は保健所だけではありません。検査会社は多くの検体を毎日検査。集まった検体と名簿をチェックし、自らが感染しないよう細心の注意を払って深夜から明け方まで検査作業。帰れない方も多くおられるとか。過酷な現場です。国が検査体制を拡充してこなかったしわ寄せです。

【61】２０２１・４・13

血中酸素濃度が低下していても入院フォローアップセンターから入院先がないと言われ、ホテル療養も３～４日待ちが当たり前の状況になっています。もはや医療崩壊は始まっています。不安な中、自宅で過ごしている方を思うと申し訳なく胸が締めつけられる思いです。

【62】２０２１・４・13

職員を増やすという単純なことがなぜできないのか理解できない。コロナでないときも職員が増えればそれだけ府民に還元できる仕事はできます。子育てや介護で中途退職しなくてすんだ仲間もたくさんいたはず。職員を大切にすることが府民サービスの向上になることを知ってほしいです。

【63】２０２１・４・14

ここまで爆発した感染を抑えるには、人の流れを止めるしかないと思います。「マスク会食」や「見回り隊」では感染抑制はできません。現状では、次々に増える感染者の方に入院先や療養先も案内できず、救えない命が増えていくだけです。人の命を最優先に考えてほしい。

【64】２０２１・４・15

吉村知事が連日テレビで発信されるので保健所には「いまテレビで知事が言ってたけ

保健師の声

ど…」というお問い合わせも多数あります。朝から夜遅くまで対応に追われ、知事のテレビでの発言の一つ一つまで確認できておらず、答えられないこともしばしば。

【65】２０２１・４・17
変異株が主流になり、家族全員が感染するケースも増えています。入院もできず、ホテルにも入れない高齢者の方もいて、不安に耐えながら家族で療養されていることを思うと心が痛みます。できることは、毎日電話して状態の確認をすることだけ。いたたまれない気持ちです。

【66】２０２１・４・21
ＳＰＯ２が低下している患者さんを前に、一刻も早く入院させたいと思っても、入院フォローアップセンターからは「無理」と。「そんなこと説明できない」と訴えても「それを説明するのが保健所の仕事」と言われるだけ。救急隊の方からの苦情も多く、毎日つらい思いをしています。

【67】２０２１・４・21

保健師の声

自宅療養中や入院調整中に症状が悪化し呼吸不全となり、救急車を呼んでも入院先が見つからず、６時間も救急車の中で酸素吸入するということが頻繁に起こっています。深夜までの対応が続き、徹夜で働いている保健師もいます。

【68】２０２１・４・21

若い方の感染者が増え30〜40歳代の重症者も増えています。しかも、感染力が強く、これまでのコロナとは明らかに違います。現状では重症者の５人に１人が入院できなくなるという深刻な事態です。大切な命を守るため、保健所と医療現場に早急に人的支援をお願いします。

【69】２０２１・４・21

変異株の怖さや感染力の強さなど、もっと若い人や地域住民のみなさんに啓発し、予防のために活動することは、公衆衛生、保健師活動の基本だけど、今は余裕がなくて十分にできないことがつらく、申し訳なく思います。

【70】２０２１・４・21

保健師の声

「今日こそ終電で」と思い、保健所を飛び出しましたが、まだ4人が残ってました。毎日2桁の陽性者の発生、施設や学校での集団発生も増えて雪だるま状態。雪だるまは途方もない大きさとなり、この人数ではもはや無理です。

【71】2021・4・23

誰がいつ倒れてもおかしくないし、いつ自宅療養や自宅待機の方が急変して大事に至らないかという限界の状態になっています。学校や施設関連の問い合わせも増え、保健所だけでは答えられないことも多く、もどかしい思いで話を聞いてとりあえず謝るしかない感じです。

【72】2021・4・23

連日1000人単位で陽性者が増え、自宅療養者も増え続けて、保健所は異常な事態が続いています。先週土曜日も、感染症チームの保健師は朝から出勤し翌日明け方まで仕事をしていました。「見回り隊」よりも、今すぐ保健所に応援要員が必要です。

【73】2021・4・29

保健師の声

今日も救急車内で酸素を投与し続け、ぎりぎりの対応を続けていますが、まだ入院できない。命をつなぐことが保健師の仕事のはずなのに、それができなくなっています。「入院させなければ」と思いながら「入院しなくて大丈夫」と言わなければならない毎日がつらすぎます。

【74】２０２１・４・29

今日疫学調査をした方が先週ご子息を亡くしたと号泣されていました。「入院できていたら死んでいなかったかもしれないと思うと毎日つらい」と。助けを求める人の手を握りしめることができない現状がつらすぎます。

【75】２０２１・５・１

陽性や濃厚接触になった方の中には、対応の遅さやすぐ入院できないことで、怒りや不満を強くぶつけられる方もいます。保健所が入院をコントロールしてるように報道されていますが、入院フォローアップセンターがあり、保健所だけでコントロールできないため板挟みになり苦しいです。

保健師の声

【76】２０２１・５・１

知事のトップダウンで始まった高齢者施設等スマホ検査センターでは、高齢者施設に入所されている方やそこで働く人の検査を拡大していますが、その結果、陽性が判明しても入院先がなく、施設入所のまま待機となり、施設職員の方へ多大な負担をかけるという結果になっていて心苦しい。

【77】２０２１・５・１

高齢者専用の隔離施設等や介護現場への応援体制が不十分なため、そのまま施設が対応しないといけない状況になっています。その結果、検査を拡大しても施設で働く方を追い込むだけになってしまっています。陽性者が判明したときに速やかに入院や隔離のできる体制とマンパワーが必要だと思います。

【78】２０２１・５・３

軽症・無症状者のための宿泊療養ですが、既に中等症の方もたくさん入っていて、配置されている看護師さんだけでは対応できない状況になり「何とかならないか」という電話も保健所にかかってきます。申し訳ないと思いつつ現状ではどうすることもできず、無力感でいっぱいになります。

【79】２０２１・５・４

保健所が状況を確認し「入院が必要」「ホテル療養が必要」と判断してもことごとく拒否されます。感染者が増え続ける中、いっさい体制強化せず「療養先を決めるのは保健所」「患者さんに理解を得るのが保健師の仕事」と言って、責任だけを押しつけられ、どうしたらいいのでしょうか。

【80】２０２１・５・４

全国に先駆けて大阪府がトップダウンで作った入院フォローアップセンターですが、完全に機能不全を起こしています。患者さんとの対応や療養先の判断をすべて保健所の責任にしつつ、入院や転院の要請がことごとく断られます。このままでは救える命が救えなくなります。

保健師緊急アンケート結果概要

コロナ第4波による感染が急激に増加した5月、府の保健所で働く保健師を対象に緊急アンケートを取り組みました。65人の保健師から回答が寄せられました。コロナ対応が長引く中、保健師の過酷な労働実態があらためて浮き彫りになりました。

半数以上が月80時間超の時間外勤務

回答者の約半数が、この1年間で月80時間以上の時間外勤務をしています。そのうちの約6割が100時間以上（全体の3割）の時間外勤務をしています。

○この1年間で最も多かった月の時間外勤務は何時間でしたか。代休取得できなかった休日出勤も含みます。

・80時間以上が50.7%、そのうちの57.6%が100時間以上

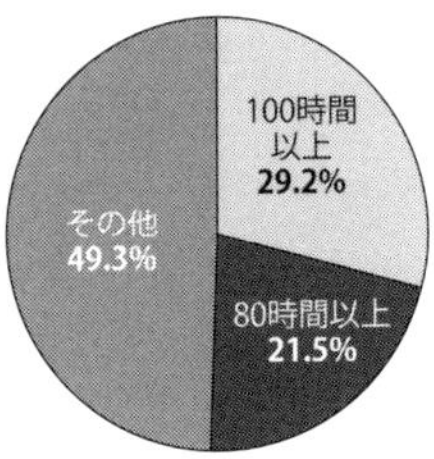

「退職を考えた」約7割

コロナ禍の1年の中で退職を「考えたことがある」と答えた保健師は半数を超え、「現在も考えている」は約2割となっています。約7割が退職を考えるほどの過酷な実態です。

○この1年間で退職を考えたことはありましたか。

・考えたことがある　51.6%

・現在も考えている　17.2%

　両方合わせると68.8%

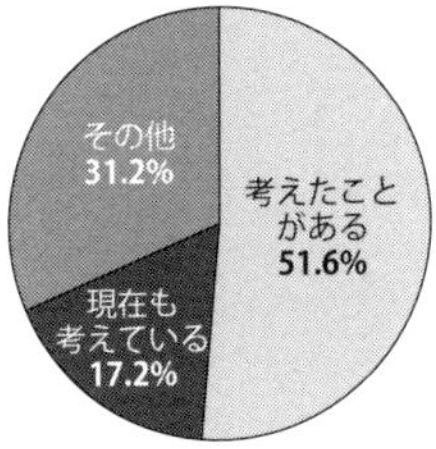

睡眠時間は5時間以下

仕事かある日の平均的な睡眠時間については、約4割が「5時間」と答え、約3割が「4時間以下」となっています。連日の残業や休日出勤により、睡眠時間を削らざるを得ない実態となっています。

○仕事のある日の平均的な睡眠時間

・3時間　4.7%

・4時間　23.4%

・5時間　43.8%

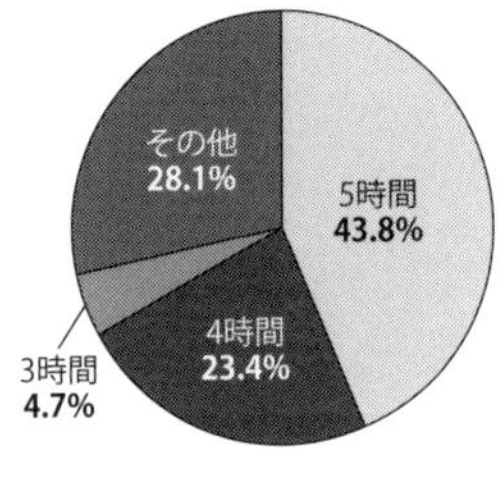

倦怠感やイライラ、やる気や集中力が低下

連日の長時間労働によって睡眠不足となり、連続した休暇が取れないため、十分に体を休めることもできない状態が長く続いています。そのことによる体調への影響も大きく、多くの保健師が倦怠感や集中力低下、頭痛などの症状を訴えています。すでに体調の悪化により長期休暇を取らざるを得なくなった保健師もいます。

○この1年間でどのような体調変化がありましたか。（複数回答）

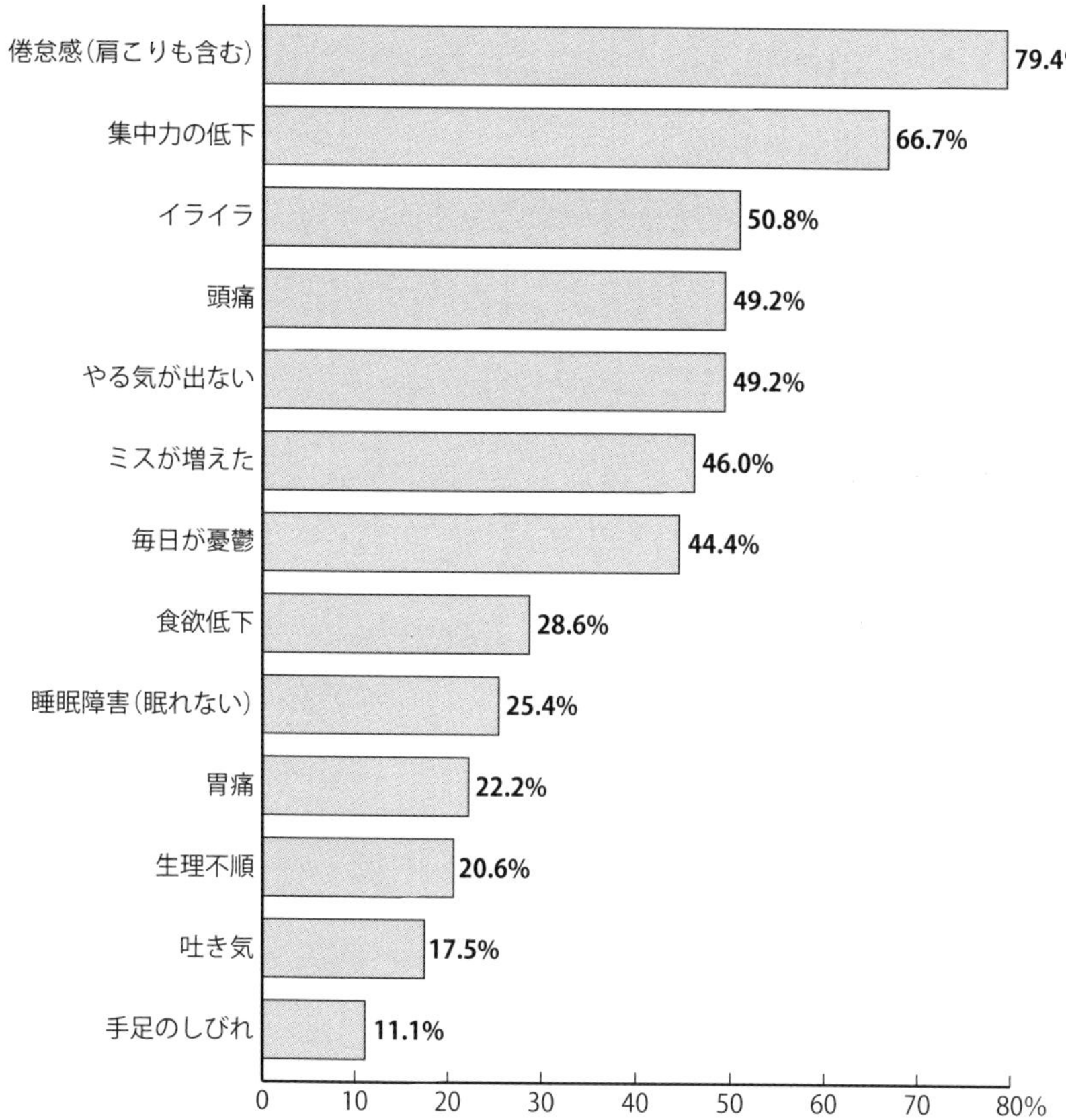

他にも免疫力の低下、持病の悪化、腰痛、耳が聞こえにくいなど

地域住民の命と健康を守りたい！　キャンペーン

署名賛同者からいただいたメッセージの一部

地域という最小単位が崩れることがないように、現場で奮闘されている保健師や保健所職員の増員を。個人の頑張りだけではなんとかできる状況ではないし、生命と健康を守る職員が過重労働というのは本末転倒では？行政は職員の声に向き合ってください。

この10年間で減らした保健師・保健所職員を元に戻し、さらに必要な人員体制と予算を増やして！

この間、保健所が減らされ続けて、わが国の公衆衛生維持は危険な状態にありました。今回のコロナ危機はそれが顕在化したものにすぎません。バッファーをもたないシステムは脆弱なものです。今回の要請は国民の健康を守るという「行政本来の姿」に戻ってほしいというだけのささやかなものだと思います。

オンライン署名に寄せられたメッセージ

こころから賛同します。公務員バッシングの中心点の大阪で声を上げている勇気にこちらが励まされます。

「ピークが過ぎたからもう大丈夫なんじゃないの？」「大阪府はIT導入したから他の都道府県より効率化してるよね」「府知事が迅速に対応してくれていいよね」―なんて「幻想」が吹き飛ぶ保健師の嘆き。ツイッターの「保健師の声」も是非合わせて見てほしい。

現場を外部から想望することの難しさがわかる。だからこそ現場の声が大事。府知事は、残業時間を減らすためにも、「残業減らせ」と部下に言い続けるのではなく、知事の権限で残業を減らせるだけの保健師の拡充を！タクシー代をけちるのではなく、今何とか堪えている保健師の負担を減らすための予算を！「今すぐ」実施してください。

「『ふつうの暮らし』ができている時には気づけないことが多い。でも、困った時に命や健康を守るために欠かせない役割なんです」―ある公務職場の方にいわれた言葉が、私の中で強く響いています。コロナに対する不安や心配を「いつまで待たせるのか」「もっと迅速に対応すべき」など、窓口の対応者に感情をぶつけてしまうこともありますよね。

オンライン署名に寄せられたメッセージ

でも、現場はフル回転していることを知りました。もうこれ以上どうしようもないくらいに。このままでは、破綻してしまうかもしれないくらいに、必死にがんばってくれていることを知りました。担当者のせいではなく、人員を減らしまくってきたこと、制度・システムに根本的な原因があることを知りました。「公務員は多すぎる」「民間でやればいい」――そうやって散々あおりまくった政党や政治家は、今になってから「もっと増やさなければいけない」と白々しくほざいています。その言説に、なんとなく雰囲気や時流で乗っかってしまい、後押ししてしまったかもしれません。現場のリアルを知れば知るほど、いま増やさなければいけない！現場の実態をふまえた施策にすべき！と強く思っています。自分が署名すること、署名をまわりの人に広げること。いますぐ自分にすべきことをやろうと思います。誰もが命と健康を守れる地域にするために。子どもたちの未来のために。

この半年ぐらいで、本当に医療や公衆衛生や福祉をはじめ、さまざまな役所の窓口、学校の職員を「〇〇はもっと大変」とかいう無責任な言説に踊らされ、減らされることに何もしてこなかったことのツケがいかに悲惨な結末を見せられたか、まざまざと目にしてきて、我ながらどうしてこんな事態になってしまったんだろう？と自問する機会が

オンライン署名に寄せられたメッセージ

多かったと思います。本当は大阪府だけじゃなくて、全国あちこちの職員数を増やしてほしいと思うし、そういう署名もあったらなぁと思いながら、まずはその先頭を切ってくれている、このキャンペーンを応援します。

健康と福祉の増進、行政の重要な役割です。それにたずさわる職員の確保を求めます。

地域住民のみなさんが、安心して住み続けるために、普段は医療機関ばかりが注目されますが、欠かせない機関が保健所だと思います。

命を守るために必要なこと。これまでの政治は間違っていた。

日々身を粉にして、家庭も犠牲にして奮闘し続けている保健師さんたち。過労死ラインをはるかに超えているのは明らかです。このまま放置はありえません！ただちに対策を講じてください！

④ 保健所の仕事を知ってほしい

こうした取り組みが広がるにつれ、保健師、保健所職員の中に「もっと保健所の仕事を知ってほしい」「コロナで注目は浴びているけど、保健所の役割を知ってほしい」という気持ちが大きくなっていきました。

コアチームのミーティングで「四コマ漫画を作ってみては」という案が出されました。四コマ漫画を作るといってもハードルが高いのではないかと思いましたが、保健師、保健所職員のネットワークをいかして、漫画にして伝えたい事例を出し合い、それを四コマのあらすじにする人、あらすじに沿ってイラストを描く人、セリフを入れる人など、自然と少しずつ役割分担ができ、いつのまにか「漫画チーム」が誕生し、たくさんの漫画が完成しました。そして、この四コマ漫画もツイッター等で発信しました。「保健所ってこんなに大切な仕事をしていたんですね」といった声もたくさん寄せられ、ある保健所の医師からは「保健所の仕事を丁寧に伝えている漫画だ」とコメントをいただくこともありました。

こうした取り組みを通じ、署名の賛同も1万、2万と増えていきました。賛同数の広がりと同時に私たちのワクワク感も大きくなっていきました。この頃には、青年や若手の組合役員を中心に、オンライン署名を広げるためのチームも誕生しました。

⑤　つながりをいかして、関係者のみなさんといっしょに

今回のキャンペーンのピークの一つとして「オンライン署名提出プレイベント」を12月17日に開催しました。当初は、たくさんの人を集めて開催しようと考えていましたが、コロナ第3波による感染者が増えている状況のもと、万全の感染対策を取りながら、最小限の人数での開催となりました。

このプレイベントでは、当事者である保健師、保健所職員だけでなく、これまで保健所と関わりのある団体や住民のみなさんにもいっしょに声をあげていただきたいと考え、仕事でのつながりなどをいかして声をかけさせていただきました。当日は、大阪労災職業病対策連絡会やＮＰＯ法人大阪難病連、断酒会、若者就労支援団体、社会福祉法人など、9人の方に保健所に対する思いや私たちのキャンペーンに対する期待を語っていただくことができました。また、そこで語っていただいた様子を録画し、ＳＮＳでも配信することができ、署名の賛同を集める大きな役割を担っていただきました。

そして、プレイベントの最後には、私たちコアチームを代表して、保健師が思いを語り、青年がパブリック・ナラティブ[※]を語り、みんなの気持ちが一つになりました。

※パブリック・ナラティブ
①なぜ自分が行動を起こしたか「自身のストーリー」を語って聞き手の共感を呼ぶこと。②聞き手と

自分自身が共有する価値観や経験といった「私たちのストーリー」を語り、コミュニティとしての一体感を創り出すこと。③「いま行動を起こすことについてのストーリー」を語ることで、ともに行動する仲間を増やすこと。この三つが有機的に組み合わされた、人の心を動かす物語をパブリック・ナラティブ（公で語る物語）と呼んでいます。

パブリック・ナラティブ

もうあの時のように諦めたくない、声をあげることで社会は変えられると感じてほしい

大阪府職労青年部書記長　越智　太一

11月22日、買い物をすませ、オレンジ色に染まっていく空をなんとなく眺めていると、ポケットの中でスマホがブルブルと振動しました。

「ほんまにちょっとのことをごめん、気力がなくて……」と、キャンペーンをいっしょに進めている保健師Aさんから、ちょっとしたお願いのラインでした。

いつものAさんらしくない文面を見てものすごく心配になりました。

ラインのやり取りを終え、家に着いてしばらくするとスマホの画面に「大阪府　新規感染者４９０人　過去最多」とヤフーニュースのポップが表示されました。すぐにＡさんの顔が浮かびました。心配になり、ラインしようと思いましたが、なんて声をかけたら良いのか分からず、何もできませんでした。いつも夜遅く、布団に入った頃、保健師さん達と作っているライングループでは、たくさんのメッセージが飛び交います。

「全くゴールが見えない状況で前を向いて、走り続ける以外の選択肢がない」

「朝早くから出勤して終電でも帰宅できない」

府民の命と健康を守るために、必死でふんばっている保健師さん達の悲鳴がスマホの画面越しに聞こえてきます。

僕はもともと民間企業で働いていました。朝早くから夜遅くまでのサービス残業、急に減らされる給料。尊敬する先輩や信頼する同僚が次々とやめていきました。こんなのおかしいと思って、上司に意見を言っても、何も変わらないどころか「お前はワガママや」と言われるだけでした。

夜の11時を過ぎると、朝はぎゅうぎゅう詰めの南海電車もガラガラで、疲れ切った体をシートにうずめながら、もう辞めたいと考える毎日でした。これまでたくさんの先輩に助けてもらったことや月末には後輩といっしょに、ノルマ達成のために日が沈んで暗くなるころまで車を走らせたことを思い出していました。後輩たちのことは心残りでしたが、当時の僕には辞めるという選択肢しか見つかりませんでした。

仕事を辞めて、平日の昼間に届く後輩たちの「めっちゃしんどいです」「僕もやめたいです」というラインを見て、諦めてしまった自分への後悔と、同僚や後輩、お世話になった得意先の人を裏切ったような複雑な気持ちでいっぱいになりました。もうあの時のように諦めたくない、そんな思いで僕は、いま、ここに立っています。

みなさんも、連日、全国で過去最多、医療崩壊というニュースを見て、不安な気持ちになっているのではないでしょうか？　忘年会の予定を急遽キャンセルしたり、お正月も家で過ごそうと思っている方もたくさんいると思います。そして、この状況を少しでも変えたい、何とかしたいという思いで、みなさん、この話を聞いていただいているのではないでしょうか。

いま、私たちにもできることがあります。それは声をあげることです。保健所職員の声を広げることです。保健所職員を増やすためのオンライン署名は、ここにいるみなさん、全国のみなさんの力で、３万６千人の賛同を集めることができました。

この署名を始めるとき、本気で保健所職員を増やすためには、強いインパクトが必要だという話になって、10万という目標を決めました。でも、正直、そんな数が本当に集まるのかという不安もありました。10月１日にスタートしてからは、毎日何度も署名の数をチェックしました。スタートしてすぐスマホの画面で署名数が増えていくのを見て、ワクワクしていたことを思い出します。

そして署名といっしょにたくさんの応援やねぎらいの声も届いています。「切実な訴えを聞いて、心ふるえる思いです。こういうお仕事は、何かあった時にすぐ対応できるように、ある程度の人の余裕が必要です。削ってはいけないものもあるのです」とか「現場のリアルを知れば知るほど、いま増やさなければいけない。今すぐ自分にできることをやろうと思う」などのコメントを見てはうれしくなり、保健所のみんなに伝えました。

コメントを見ることで、不安や孤独感が消え、こんなにたくさんの仲間がいるんだと、心の中がじんわりあったかくなるのを感じ、希望を持ち続けることができたような気がします。

きっと、みなさんも、何かにチャレンジして、諦めそうになったとき、誰かの言葉で希望を持ち続けることができたという経験があるはずです。

数がすべてではありませんが、署名には力があります。例えば東京、江戸川区の高校生は自分自身がトランスジェンダーであることで苦しみ制服を選択制にしてほしいと立ち上がりました。1万1582人分の署名を提出し、江戸川区長はその場で選択制を導入すると約束しました。

私たちは来年1月に、現場の保健師さんたちといっしょに大阪府の吉村知事と厚生労働省の田村大臣に署名を提出して、記者会見をする予定です。それまでに目標を達成したいです。すでにたくさんの方がしてくれていると思いますが、もう一度シェアや拡散をお願いします。それと合わせて、みなさんの身近にいるご家族やお友達、同僚の方の中には、きっと、まだ署名をしていない人がいると思います。ぜひ、その方に声をかけていただいて、署名をしてもらってください。

また、記者会見のときにいっしょに声をあげてくれる仲間や、保健所の大切さについて話せるエピソードのある方やいっしょに署名を提出してくれる人も募集しています。ここにいるスタッフか、府職労まで連絡してください。

僕はこのキャンペーンを通じて声をあげることで、社会は変えられる、変化は起こせると多くの人に感じてほしい。あの時の僕のように声のあげ方すらわからず、諦めてしまう人が１人でも減ってほしいと思っています。難病や障害、精神疾患はいつどこで誰がなるかはわかりません。みなさん自身や身近な人、大切な人に起こるかもしれません。そんな生きづらさを感じたときに生きる力を与えてくれるのが保健所です。
みなさん、いっしょに声をあげ続けましょう。ありがとうございました。

⑥　いよいよ署名提出へ

そして、いよいよ署名提出の日を１月15日とし、同時に記者会見も行うことを決定しました。この署名提出には、私たち労働組合と当事者である保健師、保健所職員だけでなく、プレイベントに参加していただいたみなさんにも声をかけ、同席していただくこともできました。

当日は朝10時に６万１１４３人分（１月14日16時現在）を吉村洋文知事、田村憲久厚生労働大臣に提出（厚生労働省へは15日着で送付済み）し、記者会見では、オンライン署名を取り組んだ経過や保健所の実態について知らせ、保健師、保健所職員、府職員全体の定数増を訴えました。

署名提出に同席していただいた大阪難病連の松本信代さんは「難病患者にとって保健所はなくてはならない存在であり、病気は人を選ばないので、難病患者も安心して生きていくために、かつてのように保健所を増やしてほしい」と訴えました。大阪労災職業病対策連絡会の藤野ゆきさんは「保健所職員をはじめ、一人の府職員も命と健康を損なうことがないように府職員を増やしてほしい」と訴えました。

署名提出後の14時からは記者会見を行い、署名提出の報告とオンライン署名に取り組んだ経過や思いについて説明しました。「災害や緊急事態に対応できなくなるとずっと訴えてきたが、公務員は少ないほうがいいという風潮の中、大阪府から返って来る答えはいつも『府民の理解が得られない』『条例で決まっている』というものだった。いま、私たちが声をあげないと、本当に救える命も救えなくなると思い、現場の保健師、保健所職員のみなさんといっしょに声を上げようと取り組んだ」とオンライン署名に取り組んだ思いを話しました。

そして、保健所の仕事内容や現在のひっ迫した実態を話し、2000年以降、大阪府内の保健所や全国の保健所が削減されてきた経過を説明、加えて大阪府の場合は職員基本条

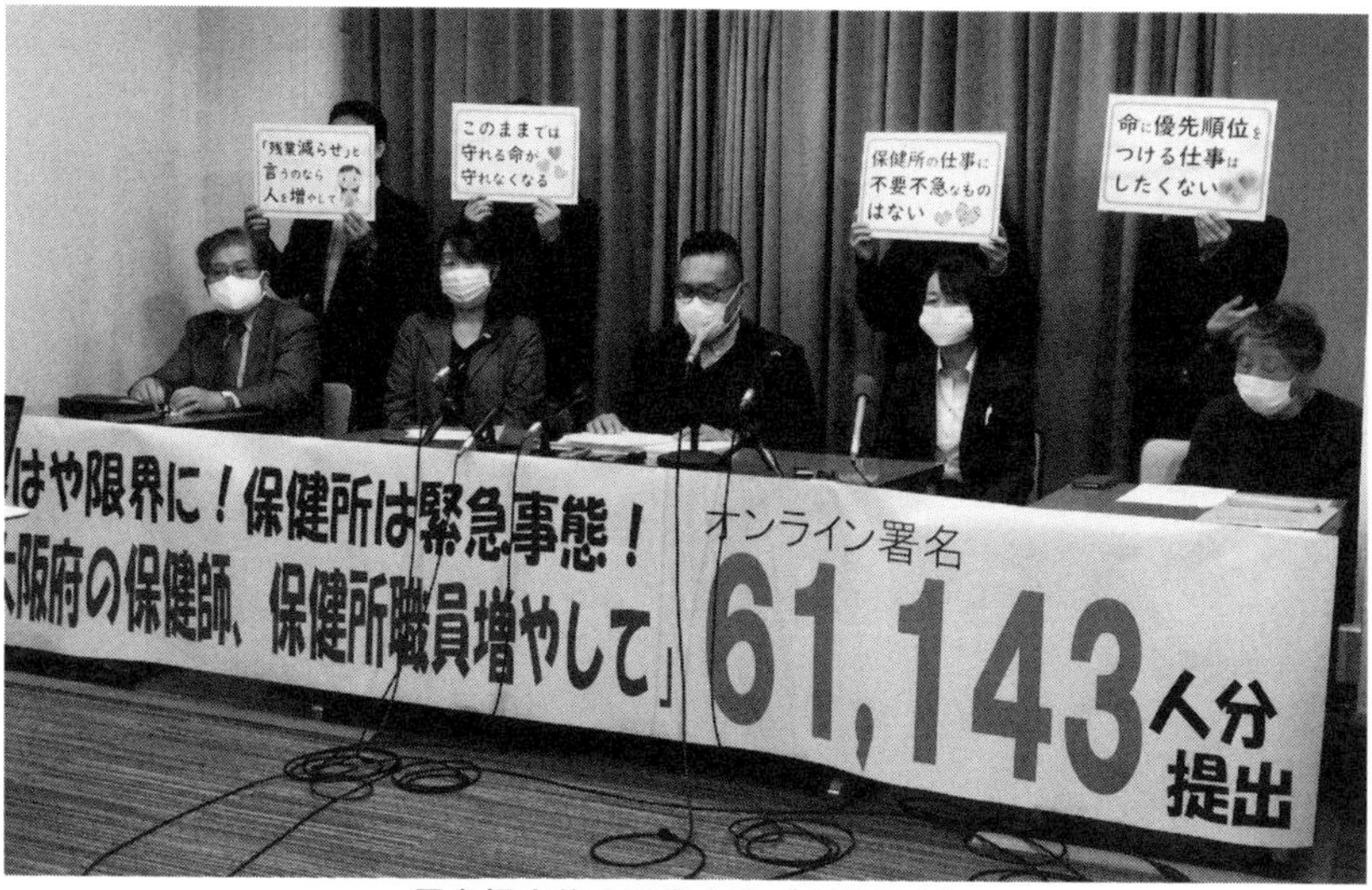
「残業減らせ」と言うのなら人を増やして
このままでは守れる命が守れなくなる
保健所の仕事に不要不急なものはない
命に優先順位をつける仕事はしたくない
はや限界に！保健所は緊急事態！
大阪府の保健師、保健所職員増やして」
オンライン署名
61,143人分
提出
署名提出後の記者会見（大阪府庁）

例によって、職員全体の削減が進められ、緊急時であっても増員できない仕組みになっていることを伝えました。

平常時には「公務員はより少ないほうがいい」と、極限まで職員の削減が進められてきましたが、緊急事態や災害時には住民の命とくらしを守るために働かなければならず、非常時であっても公務員としての使命が発揮できる体制づくりを求めました。

続いて、保健師を代表して植村亜由副委員長が現在の保健所の状況と保健師としての思いを発言しました。そのあと、ＮＰＯ法人大阪難病連の松本さん、貝塚市断酒会の北川弘さん、大阪職対連の藤野さんが、それぞれ府民の立場から保健所の必要性などについて発言しました。

記者会見には12の報道機関（テレビ局、新聞社等）が参加し、質問も次々とたくさん出されました。新聞やテレビのニュースでもたくさん取り上げられ、保健所が全国的に削減されてきたことや保健所の実態、職員の声が紹介され、保健師、保健所職員の増員の必要性が報じられました。

府民一人一人を大切にできる仕事がしたい

植村　亜由（大阪府職労副委員長）

保健所では感染者の症状や行動歴等の聞き取り、検査対応、自宅療養者の病状確認、受診・入院調整、患者搬送など、その業務は多岐にわたります。感染症チームを中心に保健所職員全員で行っていますが、連日夜遅くまで勤務しており、職員の疲弊は限界にきています。

患者の急増で自宅療養者が増え、悪化の兆候があれば夜でも対応し、状況を確認し、救急隊と連携し、医療機関と調整します。多数の陽性者の方の調査を行いながら、救急搬送するかどうかの対応を同時進行で行わなければなりません。

元日も日付が変わる頃に帰宅し、夜中３時頃に自宅に持ち帰っている携帯が鳴り、自宅療養中にケガをした方からどこの病院へ行けばいいかという緊急の相談でした。受け入れてもらえる医療機関はなかなか見つからず、痛みに苦しんでいる患者さんのことを思うととてもつらくて慌てました。受け入れ先が見つかったのはケガから８時間後でした。

公衆衛生業務は見えにくく、わかりにくいものです。コロナ対応の前から食品衛生や環境衛生、感染症などの広域的業務、精神疾患・難病患者への支援、自然災害への備えにも取り組んできました。新型インフルエンザや災害対応が増えた近年では、このままでは緊急対応できる十分な人が育成できないと訴え続けていました。心配していたとおり府民の方の必要な医療や相談、不安に十分こたえることができない状況になってしまい、日々、不全感や葛藤を抱えながら、疲弊する体と脳に鞭を打って過ごしています。

これからも保健所は、感染症拡大を阻止するために、医療機関とともに、防波堤となって府民を守っていきたいです。

先日、陽性となった30代の男性にホテル療養をご案内しました。「わかりました」と言ったその方が急に気づいたように「ホテルは足りているのですか。僕よりも状態の悪い方や同居家族のいる方がいたら、その方を先にしてもらった方が。僕は少しよくなったし、一人暮らしですし、それにお米もありますから」とおっしゃいました。

私は、受話器を握りしめながら、涙が止まりませんでした。このような住民のご協力があって仕事ができていることを心からありがたく思いました。

私はこれからも府民の方々、お一人お一人を大切にできるような仕事をしていきたいです。感染症は、数年をあけずにまたやってくると言われています。付け焼き刃ではなく、先を見据えた人員体制の構築を急ぐべきだと思います。

難病患者を見捨てないで

松本　信代（NPO法人大阪難病連理事長）

難病と言いますと、原因不明、治療法が確立していない病気です。私たちの仲間はほとんどの方が、難病患者でいわゆる基礎疾患保有者です。新型コロナウイルスに感染すると重症化リスクや致死率が高いと言われていますので、私たちは感染の恐怖で外出を控え自粛生活を送っています。

難病対策は保健所の業務なので指定難病の申請手続きや相談などで大変お世話になっています。しかし昨年の緊急事態宣言が出たころですが、ある患者会からマスクや消毒液をなんとか調達してほしいと申し出があったとき、保健所に相談してもひっ迫した状態で、電話もつながらない状況では何も言えませんでした。患者会にはハンカチやタオルなどの代用でがまんしてほしい、石鹸や台所用洗剤でこまめに手を洗ってほしいとしか言えませんでした。

１９９０年代に比べて現在、保健所や保健師さん、そして職員の方が半分ぐらいに減らされていると聞きました。このような削減政策の結果が今の非常事態を招いていることは明らかだと思います。私たちは感染したら待てません。２日も３日も待機療養はできません。今すぐに診ていただきたい思いなのです。保健所を充実させてください。府民の声が届くようにし、そしてすぐに対応していただけるようにお願いいたします。

最近テレビで、トリアージという言葉が報道されるようになりました。こんなことがあってはいけません。選別されるようなことがあっては本当に悲しい思いです。病気は人を選びません。難病患者も見捨てないでください。

保健師さんが助けてくれた

北川　弘（貝塚市断酒会会長）

私は38年前にアルコール依存症で入院しました。この病気は本人が入院を決めるまでが大変です。本人はもちろん家族もカッコ悪いし、世間の目もありました。そんなある日、家内が近所で行われた保健所の健康相談に行き、保健師さんからアルコール依存症の相談員を紹介されました。それから６～７カ月、相談員さんのお陰で家内は耐えることができたのです。

それ以後私自身は38年間、お酒は断っていますが、仲間は全員がアルコール依存症です。お酒が断てない人に付き合うのは大変です。今は保健所がアルコール依存症相談をしていること自体、あまり知られていません。今の保健所の状態を見るとそれも無理ないと思いますが、でもそれはアカンのと違うかと思います。そう思ってこの場に参加させていただきました。

すべての命と健康が損なわれないように

藤野 ゆき（大阪労災職業病対策連絡会事務局長）

私たちは職場で健康を害した方の相談、支援の活動をしています。職場の安全衛生についてもいろんな取り組みをし、大阪府の職員の方、また保健師さんとは、安全衛生活動を通じて、また私自身も精神疾患の患者さんの相談を受けその相談先として、ともに学び研究活動などをしている仲間としてお付き合いをさせていただきました。

保健所職員の方の仕事はすごくたくさんあり、実はこのコロナ感染が広がる前から本当にギリギリの状態で働いていると感じていました。休職者が出ても欠員が埋められない、退職者が出ても補充がされないという中、それでもそれぞれの担当の仕事を手を抜くことなくやっておられる姿をずっと見てきました。

今回の感染症が広がる中で、私の仲間は大丈夫だろうか、休めているのだろうか、倒れていないだろうかとても心配してきました。連絡を取ることさえそれで時間が取られるんじゃないかと躊躇しました。本日はこの場に、難病連の方や断酒会の方が来られていますが、それはすごいことです。それだけ保健所の方たちが丁寧な対応をしてきたので、声を上げてくれている。そのことに感動しています。

これからコロナが終息していっても、たぶんこの社会は大変なことになると思います。精神疾患の患者さんの相談を多く受けていますが、日頃から職場の問題だけではなくて、家族のことや経済的なことなどいろんな問題が背景にあり、この先精神疾患や暴力、虐待などの問題が広がっていくでしょう。しかし、それに対してそれぞれのところで対応しようとしてもどうしても限界がある。そういうときに活躍してくれるのが保健所だと思います。

今を乗り越えるだけではなくて、この先を見据えて私たちが安心して生活できるようになるためにも、保健所の体制強化は必要です。大阪府で働くみなさん、大阪の保健所職員、保健師、その他すべての方の命と健康が損なわれないように、今こそちゃんと手を打っていただきたいと強く思います。

記者会見は、私も初めての体験でしたし、とても緊張しました。しかし、その場で声をあげた保健師、保健所職員はもっと大きな不安や恐怖の中で、この記者会見に臨んだと思います。どうして、その不安や恐怖が乗り越えられたのか。それはこのキャンペーンを通じてたくさんの賛同や声が集まり、それが大きな希望となって、私たちの背中を押してくれたからです。

記者会見に参加したメンバーの感想を紹介します。

・当事者が声をあげる大切さを感じました。とても勇気のいることですが、府民の方や仲間のことを思い、声を上げたことが聞いている人にもしっかり伝わったと思います。公務員が前に出て話す機会はあまりないと思いますし、それを肯定してくれる機会って少ないと思うのですが、今回のキャンペーンを通じて気づき始める人もたくさんいると思います。

・6万人を超える署名の重みとともに、後押しして下さったたくさんの方がたのお顔が浮かび、またいっしょに頑張ってきた仲間の想いを噛みしめると胸がいっぱいになって、何回泣きそうになったか分かりません。変わるかもしれないという希望と、世間の人にどこまで理解してもらえるだろうかという不安もあり、正直なところ怖くなったりもしました。でも、一歩踏み出すことで何らかの変化につながることを今回のキャンペーンで実感させてもらえました。本当に感謝の気持ちでいっぱいです。

・これまでの公務員バッシングのトラウマで、自分の気持ちを言うことへの不安や抵抗感があり、たまらない恐怖感がありました。自分たちの仕事や公務の大切さを公務以外の方がたといっしょに伝えることができたことだけでも胸がいっぱいで、それだけで涙が出て、倒れそうなくらいの感動と興奮でした。自分たちだけで訴えているときとは全く違う何か大きな力に支えられているような不思議な感じでした。恐怖感はまだありますが、労働組合があるという大きな安心感があるからこそできたことだったと思います。まだ、途中経過なので、大阪府全体の保健師、公衆衛生の向上につながる小さな一歩になれるようもうひと踏ん張りしなければと思いました。

⑦　保健師定数増が実現

3月15日、大阪府は「2021（令和3）年度定数配置計画」を公表しました。コロナ対策として、危機管理室や健康医療部の定数増と合わせて、各保健所に1人ずつ保健師を増員することが明らかになりました。残念ながら私たちがゴールの一つに設定した保健所の行政職員の増員はありませんでしたが、保健師増員という成果を勝ち取ることができました。

キャンペーンに取り組み声を上げたことで、不安や恐怖を乗り越え、「公務員だから仕方ない」というあきらめが、「声をあげてもいいんだ」「声をあげれば変わる」という希望へと変わっていくことを身をもって感じることができました。

また、このキャンペーンを通じて、新たな「資源」を得ることができました。LINEグループなどのネットワークができたこと、思いを共感しあえる仲間が増えたこと、いっしょに声をあげていただいた方がたとのつながり、新聞・雑誌やテレビなどの記者とのつながり、オンライン署名やSNSスキルなど…。これらの「資源」を活用することで、今後のキャンペーンへとつなげていける期待も高まっています。

第4章

分け合い、与えあって、生きていくことができる社会へ

今回のキャンペーンでいっしょに声をあげたある保健師さんがこんなことを話していました。

「コロナが教えてくれたことは、人と人とのつながりの大切さです。大きな国は小さな国を、若い人は高齢者を、元気な人は病気の人を、差別するのではなく、喜びも苦しみも分け合って生きていく社会、その必要性を教えてくれています。それは、家庭においても、職場においても、社会においても、国においても、言えることです。競い合い、奪い合い、対立するのではなく、分け合い、与えあって、生きていくことのできる社会を実現したい」

いつのまにか、競争することが当たり前になって、豊かな生活を維持するためには勝ち続けなければならない、負ければ人間らしく生きることすら許されない社会になってしまいました。そのことがコロナによって顕著になったのではないでしょうか。

「自己責任」と一体で進められた公務員削減

1990年代後半から始まった「行政改革」は、振り返ってみれば「自己責任」の押しつけと一体で進められてきたと思います。民間委託、独立行政法人化などが急速に進められ、公務の職場が次々に切り取られ、民間の手に委ねられていきました。いわゆる「公務の市場化」「自治体リストラ」です。

大阪府では、全国に先駆け、府立5病院を皮切りに、試験研究機関も次々に独立行政法人化され、ついには全国で唯一、地方衛生研究所である公衆衛生研究所までもが独立行政法人化されました。また、「大阪版市場化テスト」によって、府税事務所の窓口業務や自動車税コールセンター、建設業許可申請業務、図書館業務、職員研修業務などが次々と民間委託されていきました。それと同時に府職員も大幅に削減されました。

2008年以降は、全国一スリムな自治体をめざして、業務量に関係なくマイナスシーリング（前年度より一定率を減じたものを限度とする）での職員削減が進められました。そして2012年には職員基本条例が制定され、職員に相対評価（毎年必ず15％の職員を下位評価としてペナルティを課す）が導入されるとともに、「最少の経費で最大の効果を挙げるために、簡素で効率的な組織の運営に努める」ため、「任命権者は5年ごとに職員数の管理の目標を定める」ことも決められました。その結果、2016年度には人口10万人当たりの職員数の少なさは全国トップとなりました。

こうした動きと同時に「受益者負担」「自助・共助」「自己責任」という考え方が広がっていきました。私たちが必要と考える仕事までもが「非効率」とされ、「困ったときは役所を頼るのではなく、自分たちで何とかしなさい」と言わんばかりの行政運営へと変質してきたのではないかと感じています。この頃から「住民」を「顧客」と捉え、対価に見合ったサービスを提供するのが自治体の仕事であるかのような考え方もじわじわと浸透していったのではないかと思います。

住民の声を聞くことは非効率？

職員基本条例と同時に、労使関係条例や政治活動制限条例という他の都道府県にはない条例が次々と制定されました。府政のあり方や仕事の進め方についてはすべて「管理運営事項」とし、労働組合が要求する内容まで規制したのです。これによって、人事評価制度や職員定数までもが「管理運営事項」となり「職員定数を増やしてほしい」という要求すらできなくなり、仕事の進め方について意見を言う機会もなくなっていきました。

これらの条例によって、職員の口はふさがれ、手足は縛られ、トップダウンという考え方が着実に組織の中に定着していきました。

これまでは、それぞれの職場で直接住民と接し、そこで見聞きする住民のくらしぶりや声を職員や労働組合が代弁し、声を上げることができていましたが、それができなくなっていきます。

私が大阪府に就職したころ、ある先輩職員に「どの職場に配属されても、広報・広聴はすべての職員にとって大事な仕事だ」と教わりました。大阪府の施策や制度などを広く知らせる「広報」と広く意見や要望を聴く「広聴」です。自分の仕事に直接関係ないことであったとしても、府民の声には耳を傾け、そこで聴いた声を組織として上げていく必要があるということです。

しかし、今となってはそんな仕事は無駄であるかのような扱いを受け、「選挙で選ばれた者の声こそ住民の声（民意）だ」という考え方が徹底されていきました。

このようにして多数派の声はどんどん大きくなり、少数派の意見が切り捨てられるとともに、公務員バッシングも大きくなっていきました。そして公務員は自分の意見を言ってはならない、声をあげてはいけない、トップの指示に黙って従えという雰囲気が作られていきました。

今こそ憲法25条をいかすとき

コロナ禍を経験し、今回のキャンペーンを通じてあらためて感じたのは、経済成長優先の競争を前提とした社会ではなく、住民の命とくらし、安全・安心を最優先に考える自治体が求められているということです。まずは、私たちが自治体の役割、存在意義を問い直し、考えていかなければならないと思います。

今回のキャンペーンを通じて、断酒会の方のお話をお聞きすることができました。今から38年前、当時は保健師が各地域を巡回して「困りごと」の相談を聞いていたということを知りました。「そこへ家内が相談に行き、保健師さんに相談したので、あれだけやめれなかった酒を断つことができ、今こうして生きていられる」という言葉が深く印象に残っています。

また、地域で精神疾患のある方等のサポートをしている複数の方からは「かつては保健所と私たち地域の支援者がいっしょになって地域の課題に取り組んでいた」という話もお聞きしました。

地域に根づき、地域の人とともに健康課題や公衆衛生の向上に取り組んできた保健所がいつのまにか地域から遠ざけられ、その数も職員も減らされていきました。

いま、このコロナ禍の中で、まるで便乗商法かのように「憲法改正」の議論や手続きが進められようとしていますが、いまもっとも必要なことは、憲法を変えるのではなく、憲法25条の生存権**（すべて国民は、健康で文化的な最低限度の生活を営む権利を有する。国は、すべての生活部面について、社会福祉、社会保障及び公衆衛生の向上及び増進に努めなければならない。）**の精神に立ち返り、誰もが安心して人間らしく生きていける社会を実現することです。

新しい労働組合運動への期待

今回のキャンペーンを通じて、これまで学んできたコミュニティ・オーガナイジングを実践にいかすことができました。その中でたくさんの気づきやさらなる学びを得ることもできました。

おそらく、コミュニティ・オーガナイジングを学び続けていなければ、今回のキャンペーンはできなかったのではないかと思います。▼困難に直面する当事者は誰か。▼誰にいっしょに立ち上がってもらいたいのか。▼当面はどんなゴールをめざすのか。▼どうすれば当事者や協力者の「資源」を使って変化が起こせるのか。▼このキャンペーンに参加することで希望を感じることができるか。▼さらに次のキャンペーンにつながっていくか…など、いくつもの質問に答えるようにキャンペーンを進めました。

そして、これまでの経験をいかしつつも、従来の形式や経験にとらわれることなく、当事者といっしょに考え、その時どきの状況に適応し、ともに実践することを重視してきました。そのことが私自身の大きな学びにもなり、新たな人とのつながりやさまざまなスキルを得ることもできました。そして、何よりもキャンペーンを通じて「よし、この次も頑張ろう」「もっとキャンペーンをやって変えていきたい」という強い思いが湧いてきました。言い換えれば「希望をつかむことができた」と強く感じています。

大きな主語で「私たち」を語るのではなく、当事者一人一人の困難に寄り添い、価値観を共有し、当事者が立ち上がり、エンパワーメントされていく労働組合運動をこれからも続けていきたいと思います。

おわりに

今回のキャンペーンの結果、各保健所に1人ずつの保健師定数増を実現しましたが、今年4月に入っての第4波の感染者の急激な拡大によって、保健所はさらにひっ迫していきました。そして、保健師からは「入院が必要な患者さんをすぐに入院させることができない」「毎日のように容体が急変し、亡くなる人がいる」など、「命をつなぐ」という使命が果たせないことへの葛藤や自己不全感などのつらい思いが寄せられています。

現場の声を無視し、命や健康を軽視した「行財政改革」によって、保健所削減、保健師や職員の削減が行われ、これまでも保健所をはじめ、多くの公務職場がギリギリの状態にされてきました。2009年に新型インフルエンザが流行したときも、専門家が保健所体制の強化を提言したにもかかわらず、国も自治体もそれをしませんでした。コロナ禍の現状は、これまでの政治によって作り出された必然なのかもしれません。

しかし、現状を嘆き悔やんでいるだけでは何も解決しません。「仕方ない」とあきらめるのではなく、声をあげることで勇気や希望が湧いてくることをこのキャンペーンが教えてくれました。

今回のキャンペーンを通じて、私はたくさんの財産を得ることができたと感じています。

コミュニティ・オーガナイジングを学び、そのことをいかしてキャンペーンができたという経験が何よりもの財産であり、そのことによってさらなる学びを得ることができました。コロナ禍の超多忙な中、最後までいっしょに走り続けた保健師、保健所職員から多くのことを学ばせてもらうこともできました。職場と労働組合、お互いの信頼関係や結束力もさらに強くなったのではないかと思います。あるベテラン保健師さんに「小松さんの言うことは何でも聞くで」と言っていただいたり、別の保健師さんから「府職労があって小松さんのような人がいるから私ら働き続けられる」と言われたときは、うれしさのあまり涙がこみあげました。

そして、このキャンペーンは府職労の仲間、全国の労働組合の仲間、住民のみなさんなど、たくさんの人に支えられて今日を迎えることができたと感じています。キャンペーンの実践伴走をしていただいたコミュニティ・オーガナイジング・ジャパンの安谷屋貴子さん、いつでも気軽に相談にのってくれいろんな気づきを与えてくれた全国の労働組合の仲間、このキャンペーンや保健所の状況を丁寧に取材し記事にしていただいた記者のみなさん、この本の出版を具体化していただいた日本機関紙出版センターなど、数えあげればきりがありません。

本の表紙のイラストは、「自分たちの住む大阪について考え対話しよう」という思いで始めた「草の根の集いＯｓａｋａ」のアートプロジェクト「えがく、こえ」をきっかけに、お絵描きイベントなどでごいっしょした松野恵利香さんに描いていただきました。私たちのキャンペーンや保健師、保健所職員の思いを花束で表現していただきました。花束に描かれた花の花言葉は、マリーゴールド（命の輝き、信頼）、ルピナス（多くの仲間）、ガーベラ（希望、前進）、カモミール（逆境で生まれる力）、オーク（強さ、勇敢さ）です。

この本とそこに込められた温かくも力強い思いを握りしめ、これからも命の輝きを大切に、多くの仲間とともに、逆境に負けず、勇敢に希望をもって前進していきたいと思います。

小松　康則（大阪府関係職員労働組合執行委員長）

【共編者紹介】

大阪府関係職員労働組合（大阪府職労）は、大阪府と大阪府に関係する独立行政法人等で働く労働者（非常勤職員含む）で構成されている労働組合です。自らの労働条件の向上とあわせて、府民のみなさんの命とくらしを守り、安全・安心の府政の実現をめざし、さまざまな取り組みを進めています。

小松　康則（こまつ　やすのり）

大阪府関係職員労働組合執行委員長。コミュニティ・オーガナイジング・ジャパン認定准オーガナイザー。1971年生まれ。大阪府堺市で育ち、高校卒業後、大阪府庁に入庁。職場で仲間のために声をあげる先輩の姿を見て労働組合活動に参加するように。「府民のためにいい仕事がしたい」「府のいろんな仕事を知り、仲間とつながりたい」と、青年部役員や府税支部役員を歴任し、2019年に委員長に就任。

コロナ対応最前線
「仕方ない」から「あきらめない」へ
大阪府の保健師、保健所職員増やしてキャンペーン

2021年7月20日　初版第1刷発行

共　編　大阪府関係職員労働組合・小松康則
発行者　坂手崇保
発行所　日本機関紙出版センター
〒553-0006　大阪市福島区吉野3-2-35
TEL 06-6465-1254　FAX 06-6465-1255
http://kikanshi-book.com/
hon@nike.eonet.ne.jp
編集　丸尾忠義
本文組版　Third
印刷製本　シナノパブリッシングプレス

Printed in Japan
ISBN978-4-88900-996-5